D1924925

Mosaik bei
GOLDMANN

Buch

alli ist das erste rezeptfreie Arzneimittel zur Unterstützung der Gewichtsreduktion. Dieses Buch wurde speziell für das **alli** Programm entwickelt. Es klärt über die Wirkungsweise des Präparates auf, erläutert die Grundlagen einer energiegerechten Ernährung und beinhaltet 2-Wochen-Kostpläne auf der Basis von 1200, 1400, 1600 und 1800 Kalorien. 100 schmackhafte, ausgewogene und einfach nachzukochende Rezepte, eine umfangreiche Liste erlaubter Fastfood- und Fertiggerichte sowie ein Restaurantführer ergänzen das Programm.

Die nachfolgenden abgedruckten Pflichtangaben gelten für das mehrfach im Buch genannte Arzneimittel **alli**.

alli®
Wirkstoff: Orlistat
Anwendungsgebiete: **alli** dient der Gewichtsreduktion und wird bei übergewichtigen Erwachsenen ab 18 Jahren mit einem Body-Mass-Index (BMI) von 28 oder darüber angewendet. alli sollte in Verbindung mit einer fett- und kalorienreduzierten Ernährung angewendet werden.

Zu Risiken und Nebenwirkungen lesen Sie die Packungsbeilage und fragen Sie Ihren Arzt oder Apotheker.

Gesund abnehmen mit alli

Leichter leben mit dem alli Programm

Aus dem Englischen
von Imke Brodersen

Mosaik bei
GOLDMANN

Alle Ratschläge und Rezepte in diesem Buch wurden vom Verlag sorgfältig erwogen und geprüft. Eine Garantie kann dennoch nicht übernommen werden. Eine Haftung des Verlags und seiner Beauftragten für Personen-, Sach- und Vermögensschäden ist daher ausgeschlossen.

Zu Risiken und Nebenwirkungen von **alli** lesen Sie
die Packungsbeilage oder fragen Sie Ihren Arzt und Apotheker.

FSC
Mix
Produktgruppe aus vorbildlich bewirtschafteten Wäldern und anderen kontrollierten Herkünften
Zert.-Nr. SGS-COC-1940
www.fsc.org
© 1996 Forest Stewardship Council

Verlagsgruppe Random House FSC-DEU-0100
Das für dieses Buch verwendete FSC-zertifizierte Papier *Munken Print*
liefert Arctic Paper Munkedals AB, Schweden.

1. Auflage
Deutsche Erstausgabe Mai 2009

Originaltitel: The alli Diet
Originalverlag: HarperCollins, UK
Umschlaggestaltung: Uno Werbeagentur, München
Satz: Uhl + Massopust, Aalen
Druck und Bindung: GGP Media GmbH, Pößneck
FK · Herstellung: IH
Printed in Germany
ISBN 978-3-442-17107-1

www.mosaik-goldmann.de

Inhalt

Kapitel 1

Was ist **alli**?

Erfolgreiches Abnehmen beginnt hier

Abnehmen hilft Ihnen nicht nur, sich wohler in Ihrer Haut zu fühlen, sondern auch potenzielle Gesundheitsrisiken zu minimieren. Klingt einleuchtend. Es ist jedoch kein Geheimnis, dass Abnehmen auch eigenes Bemühen erfordert. Trotz allen Wissens und aller Entschlossenheit können Gewichtsabnahme und Halten des Gewichts ein echter Kampf sein.

Deshalb bringt **alli** gute Nachrichten für Menschen, die ihr Gewicht positiv beeinflussen wollen. **alli**[1] ist weder eine Wunderpille noch eine Blitzabnehmkur – es ist das erste europaweit zugelassene Arzneimittel zur Unterstützung einer Gewichtsreduktion, das es rezeptfrei in der Apotheke gibt. Zudem bietet Ihnen **alli** ein umfassendes Konzept zur dauerhaften Umstellung Ihrer Ernährungs- und Bewegungsgewohnheiten: das **alli** Programm.

1 **alli.** Wirkstoff: Orlistat
Anwendungsgebiete: **alli** dient der Gewichtsreduktion und wird bei übergewichtigen Erwachsenen ab 18 Jahren mit einem Body-Mass-Index (BMI) von 28 oder darüber angewendet. **alli** sollte in Verbindung mit einer fett- und kalorienreduzierten Ernährung angewendet werden. Zu Risiken und Nebenwirkungen lesen Sie die Packungsbeilage und fragen Sie Ihren Arzt oder Apotheker.

Was ist das Besondere an **alli**?

alli ist ein Arzneimittel zur Gewichtsreduktion in Verbindung mit einem umfassenden Programm zur Umstellung Ihrer Ernährungs- und Bewegungsgewohnheiten. Das **alli** Programm hilft Ihnen, aus alten Gewohnheiten auszubrechen und sich einen gesünderen Lebensstil anzueignen. Damit können Sie bis zu 50 Prozent mehr abnehmen als mit einer Diät allein.

alli blockiert einen Teil der körpereigenen Enzyme, die im Magen-Darm-Trakt für die Spaltung der Nahrungsfette zuständig sind. Dadurch verhindert es die Verdauung eines Teils der verzehrten Fette und dadurch ihre Aufnahme im Körper. Diese unverdauten, nicht verwerteten Nahrungsfette werden auf natürlichem Weg mit dem Stuhl ausgeschieden.

Es ist das erste und bislang einzige rezeptfreie Arzneimittel zur Gewichtsreduktion, das europaweit zugelassen ist.

Mehr Informationen finden Sie unter www.alliprogramm.de. Lesen Sie bitte die gesamte Packungsbeilage sorgfältig durch, bevor Sie mit der Einnahme beginnen.

Was ist **alli**?

Es ist ein Arzneimittel in Kapselform, das in Kombination mit einer kalorien- und fettreduzierten Ernährung eingenommen wird. Es kann Ihnen bei einer schrittweisen, zuverlässigen Gewichtsabnahme helfen.

alli hemmt die Aktivität fettspaltender körpereigener Verdauungsenzyme, so dass etwa ein Viertel der aufgenommenen Nahrungsfette unverdaut bleibt und mit dem Stuhl ausgeschieden wird.

Ein weiterer fester Bestandteil von **alli** ist das **alli** Programm. Es hilft Ihnen dabei, einfache, aber entscheidende Veränderungen an Ihren Ernährungs- und Bewegungsgewohnheiten vorzunehmen.

Das Programm und dieses Buch zeigen Ihnen, wie Sie sich vollwertig ernähren, dabei satt werden und trotzdem noch abnehmen können.

Was ist **alli** nicht?

Es ist weder eine Blitzdiät noch eine Wunderpille. Wie jeder weiß, funktionieren Blitzkuren nur selten. Das **alli** Programm unterstützt Sie dabei, Ihr Essverhalten umzustellen und körperlich aktiver zu werden. Es zeigt Ihnen, wie Sie Ihr Leben dauerhaft gesünder gestalten können, und es gibt Ihnen Hilfen an die Hand, damit Sie Ihr neues Gewicht auch halten können.

Wie wirkt **alli**?

- Um Essen zu verdauen (zur Aufnahme aufzuspalten), setzt der Körper Enzyme frei.
- Das Aufspalten von Proteinen (Eiweiß), Kohlenhydraten und Fetten erfolgt durch unterschiedliche Enzyme.

- **alli** hemmt nur die Aktivität fettspaltender körpereigener Enzyme. Proteine und Kohlenhydrate sind nicht betroffen, und der Organismus kann all diese Nährstoffe ungehindert aufnehmen.
- So bewirkt das Präparat, dass ungefähr ein Viertel der verzehrten Nahrungsfette nicht verdaut werden. Da nicht aufgeschlossene Fette von Blut und Lymphe nicht aufgenommen werden können, passieren die zugeführten Fette unverdaut den Darm und werden mit dem Stuhl ausgeschieden.
- Fett ist der Nährstoff mit der höchsten Kaloriendichte; indem Sie kalorien- und fettreduziert essen und mit **alli** zusätzlich die Fettabsorption (Aufnahme) vermindern, können Sie Ihr Gewicht reduzieren.
- Mit dem Fett, das Ihren Körper unverdaut verlässt, wird auch ein Teil der fettlöslichen Vitamine A, D, E und K ausgeschieden. Deshalb empfehlen wir Ihnen, vor dem Schlafengehen – also dann, wenn Sie keine **alli** Kapsel zu sich nehmen – ein Multivitaminpräparat einzunehmen. Es sorgt dafür, dass Ihr Körper weiterhin die Nährstoffe bekommt, die er für seine Gesundheit braucht.

Ernährungsbedingte Begleiterscheinungen

Wie Sie jetzt wissen, deaktiviert **alli** bestimmte körpereigene Enzyme, wodurch ein Teil der verzehrten Nahrungsfette vom Organismus nicht aufgenommen wird. Wenn Sie bei einer Mahlzeit zu viel Fett zu sich nehmen, könnten Sie Veränderungen in Ihrer Stuhlkonsistenz feststellen, die als ernährungsbedingte Begleiterscheinungen gelten.

Hierzu zählen zum Beispiel:

- vermehrter Stuhlgang,
- fettiger oder öliger Stuhl,
- weicher, lockerer Stuhl,
- plötzlicher Stuhldrang,
- Blähungen mit oder ohne öligem Stuhl.

Derartiges ist vermeidbar, wenn Sie genau auf den Fettgehalt Ihrer Mahlzeiten achten.

Es ist ganz einfach: Da **alli** dafür sorgt, dass etwa ein Viertel der konsumierten Nahrungsfette nicht verdaut und damit nicht vom Körper aufgenommen werden, passieren nach dem Verzehr einer Mahlzeit mit 15 Gramm Fett etwa vier Gramm Fett unverdaut Ihren Darm und werden mit dem Stuhl ausgeschieden. Essen Sie eine Mahlzeit, die 80 Gramm Fett enthält, werden 20 Gramm unverdautes Fett ausgeschieden.

Ein Beispiel:

- Eine Portion Putenschnitzel: 15 Gramm Fett + **alli:** etwa 4 Gramm Fettausscheidung.
- Hamburger mit Pommes frites: 80 Gramm Fett + **alli:** etwa 20 Gramm Fettausscheidung (und damit eine höhere Wahrscheinlichkeit für ernährungsbedingte Begleiterscheinungen).

Mit anderen Worten: Die Nebenwirkungen, die sich in Verbindung mit der Einnahme von **alli** beobachten lassen, können vermieden werden, wenn Sie sich an die empfohlene Fettmenge pro Mahlzeit halten.

Ihr Signal

Das überschüssige Fett, das den Körper auf natürlichem Weg wieder verlässt, ist Nahrungsfett, das infolge der Wirkungsweise von **alli** unverdaut geblieben ist. Betrachten Sie die Begleiterscheinung als Warnsignal, dass Sie etwas gegessen haben, das vielleicht mehr Fett enthielt als empfohlen. Orientieren Sie sich bitte an den Empfehlungen für die Fett- und Kalorienzufuhr in den Tabellen (S. 18) in diesem Buch.

Ist **alli** das Richtige für mich?

Das Präparat wurde für Menschen entwickelt, die bereit sind, ihre Ernährungs- und Bewegungsgewohnheiten umzustellen. Es eignet sich für Erwachsene ab 18 Jahren mit einem Body-Mass-Index (BMI) von 28 oder mehr. Ihren BMI können Sie unter www.alliprogramm.de ermitteln, oder Sie lesen die Packungsbeilage von **alli**.

Abnehmen gelingt nicht über Nacht. Deshalb ermuntert das **alli** Programm zu schrittweisem, zuverlässigem Abnehmen – ideal ist etwa ein halbes Kilo pro Woche. **alli** kann Sie dabei zu einem gesünderen Essverhalten inspirieren. Damit können Sie es schaffen – Schritt für Schritt.

Schon mit einer relativ geringen Gewichtsabnahme lässt sich das Risiko für ernsthafte gesundheitliche Probleme wie Diabetes oder eine koronare Herzkrankheit (KHK) deutlich senken. Also kann Abnehmen nicht nur Ihre Lebensfreude erhöhen, sondern auch Ihre Gesundheit verbessern. Grundsätzlich sind bei Übergewicht regelmäßige ärztliche Kontrollen sinnvoll. **alli** kann eine Gewichtsabnahme wirkungsvoll unterstützen, eignet sich jedoch nicht für jedermann. Sprechen Sie mit Ihrem Arzt oder Apotheker, ob das Präparat das Richtige für Sie ist.

So nehmen Sie **alli** ein

Nehmen Sie eine Kapsel dreimal täglich zu jeder Hauptmahlzeit – das heißt eine Kapsel zum Frühstück, eine zum Mittagessen und eine zum Abendessen. Alle Mahlzeiten sollten ausgewogen sowie kalorien- und fettreduziert sein.

Nehmen Sie die Kapsel unmittelbar vor, während oder bis zu einer Stunde nach einer Hauptmahlzeit ein. Sie wird *unzerkaut* mit Wasser eingenommen.

Wenn Sie eine Hauptmahlzeit auslassen oder ein Gericht essen, das kein Fett enthält, nehmen Sie bitte *keine* Kapsel ein – **alli** wirkt nur, wenn eine Mahlzeit Fett enthält. Nehmen Sie nicht mehr als drei Kapseln pro Tag ein.

Denken Sie auch daran, abends – vor dem Schlafengehen – eine Multivitamintablette mit den Vitaminen A (Beta-Karotin), D, E und K zu nehmen. Da **alli** dafür sorgt, dass ein Teil der konsumierten Nahrungsfette unverdaut ausgeschieden wird, könnte dadurch ein Mangel an fettlöslichen Vitaminen entstehen. Mit einem täglichen Multivitaminpräparat stellen Sie die ausreichende Versorgung mit diesen lebenswichtigen Nährstoffen sicher.

Umstellung auf eine neue, gesunde Lebensweise

Um mit dem **alli** Programm Erfolg zu haben, sollten Sie ein paar einfache, aber grundlegende Änderungen in Ihrem Leben vornehmen. Sie können es schaffen, wenn Sie folgende Tipps beherzigen:

- Steigen Sie auf eine kalorien- und fettreduzierte Ernährung um.
- Planen Sie Ihre Mahlzeiten.
- Lernen Sie, Ihre Gelüste zu beherrschen und mit Rückschlägen umzugehen.
- Bewegen Sie sich mehr.

Auch wenn es Ihnen am Anfang sicher nicht leichtfällt: Wie die meisten Dinge im Leben gehen auch diese neuen Verhaltensweisen rasch in Fleisch und Blut über.

Steigen Sie auf eine fettreduzierte Kost um

Warum weniger Kalorien? Kalorie ist eine Maßeinheit für die Energie, die Ihr Körper benötigt. Sobald Sie mehr Kalorien (Energie) zu sich nehmen, als Sie umsetzen, speichert der Körper den Energieüberschuss in Form von Fett(gewebe).

Ihr Kalorienziel ist die maximale Kalorienmenge, die Sie pro Tag zu sich nehmen sollten. Diese Menge hängt von Ihrem gegenwärtigen Gewicht ab und richtet sich zudem nach Geschlecht, Alter, Größe und dem Ausmaß Ihrer körperlichen Aktivität. Weniger als 1200 Kalorien täglich zuzuführen ist nicht empfehlenswert.

Bestimmen Sie Ihr tägliches Kalorienziel anhand der nachfolgenden Tabelle

Wie viele Kalorien Sie pro Tag höchstens zu sich nehmen sollten, hängt auch von Ihren körperlichen Aktivitäten ab. Je aktiver Sie sind, desto höher ist Ihre empfohlene Kalorienzufuhr. Überlegen Sie, welcher Aktivitätsgrad Ihren täglichen Gewohnheiten am besten entspricht. Wenn Sie sich nicht sicher sind, entscheiden Sie sich für »Geringe körperliche Aktivität«.

- Geringe körperliche Aktivität = Sie gehen kaum oder gar nicht zu Fuß, steigen keine Treppen, machen keine Gartenarbeit und verrichten auch keine anderen körperlich anstrengenden Arbeiten.
- Mäßige körperliche Aktivität = Sie verbrennen täglich etwa 150 Kalorien durch körperliche Aktivität, beispielsweise durch drei Kilometer Gehen, 30 bis 45 Minuten Gartenarbeit oder zwei Kilometer in 15 Minuten Laufen.

Gleichen Sie nun Ihr Aktivitätsniveau mit Ihrem Körpergewicht ab und bestimmen Sie so Ihre empfohlene tägliche Kalorienzufuhr.

Empfohlene tägliche Kalorienzufuhr für Frauen

Geringe körperliche Aktivität	Unter 68,1 kg	1200 Kalorien
	68,1 kg bis 74,7 kg	1400 Kalorien
	74,8 kg bis 83,9 kg	1600 Kalorien
	84 kg und mehr	1800 Kalorien
Mäßige körperliche Aktivität	Unter 61,2 kg	1400 Kalorien
	61,3 bis 65,7 kg	1600 Kalorien
	65,8 kg und mehr	1800 Kalorien

Empfohlene tägliche Kalorienzufuhr für Männer

Geringe körperliche Aktivität	Unter 65,7 kg	1400 Kalorien
	65,8 bis 70,2 kg	1600 Kalorien
	70,3 kg und mehr	1800 Kalorien
Mäßige körperliche Aktivität	59 kg und mehr	1800 Kalorien

Der Schlüssel: Weniger Fett

Wie Sie sehen können, verlangt dieses Programm nicht von Ihnen, ganz auf Fett zu verzichten. Verzehren Sie die richtige Menge an Nahrungsfetten, werden dem Körper Vitamine zugeführt und er kann wichtige, lebensnotwendige Funktionen ausführen.

Ihr Fettziel ist die maximale Fettmenge, die Sie pro Hauptmahlzeit oder Snack zu sich nehmen sollten. Dieser Wert basiert auf Ihrer täglichen Kalorienzufuhr. Beim **alli** Programm konzentrieren Sie sich auf die Gesamtfettmenge, ohne zwischen gesättigten und ungesättigten Fettsäuren zu unterscheiden.

Die folgende Tabelle zeigt Ihnen, wie Sie Ihre tägliche Kalorienzufuhr pro Mahlzeit und Tag auf die Mahlzeiten verteilen können. Sie sollten drei Hauptmahlzeiten pro Tag einplanen.

Empfohlene Fett- und Kalorienzufuhr pro Mahlzeit und Tag

	1200 kcal		1400 kcal		1600 kcal		1800 kcal	
	kcal	**Fett g**	**kcal**	**Fett g**	**kcal**	**Fett g**	**kcal**	**Fett g**
Morgens	300	<12	350	<15	350	<17	500	<19
Mittags	350	<12	400	<15	450	<17	500	<19
Abends	400	<12	500	<15	500	<17	500	<19
Snack	150	<3	150	<3	150	<3	150	<3
Snack	–	–	–	–	150	<3	150	<3

Die Fettmenge zu reduzieren hilft nicht nur beim Abnehmen. Durch diese Reduktion können Sie auch das Risiko ernährungsbedingter Begleiterscheinungen minimieren. Diese Nebenwirkungen entstehen durch die Wirkweise von **alli:** Es hemmt die Fettaufnahme im Magen-Darm-Trakt, wodurch ein Teil der Nahrungsfette unverdaut den Darm passiert und ausgeschieden wird. Die meisten Neuanwender von **alli**, die derartige Begleiterscheinungen erleben, bekommen diese sehr schnell unter Kontrolle, indem sie sich an ihre empfohlene Fettobergrenze halten.

Lecker und gesünder essen

Das **alli** Programm zeigt Ihnen, wie Sie sich lecker, gesund und abwechslungsreich ernähren können. Es gibt so viele köstliche Gerichte, mit denen Sie sich kalorien- und fettreduziert ernähren können!

Weniger Fett ist nicht gleichbedeutend mit weniger Geschmack, wie wir durch zahlreiche, gut sattigende Rezeptvorschläge belegen werden. Mit Hilfe der Rezeptvorschläge aus diesem Buch können Sie ausgewogen und abwechslungsreich essen, ohne verzichten zu müssen.

Genießen Sie es, Neues zu probieren und mehr Abwechslung auf den Tisch zu bringen.

Gemeinsame Mahlzeiten

Beim **alli** Programm können Sie aus einer großen Palette an leckeren Gerichten auswählen, so dass die ganze Familie mitessen kann. Manche unserer Rezepte (Kapitel 4, S. 66) sind für zwei, andere für mehrere Personen berechnet, und viele beruhen auf beliebten Standardgerichten.

Bei Tisch

Schon die richtige Menge einer gesunden Mahlzeit auf Ihrem Teller ist ein Schritt in die richtige Richtung.

Überlisten Sie sich selbst, indem Sie Ihr Essen auf einem

kleineren Teller mit ca. 20 Zentimeter Durchmesser servieren. Das lässt Ihre Portion größer wirken.

Wenn Sie Ihre Portionsgrößen genau kennen, fällt es Ihnen auch im Restaurant leichter abzuschätzen, wie viel Sie essen dürfen. Gerade in Restaurants sind die Portionen oft sehr reichlich bemessen.

Erfolgstipps

Damit **alli** Ihnen eine gute Hilfe sein kann, ist es wichtig, dass Sie lernen, ernährungsbedingte Begleiterscheinungen weitgehend zu vermeiden. Hier ein paar Tipps dazu:

- Beginnen Sie schon einige Tage oder besser eine Woche vor der Einnahme mit einer fettreduzierten Ernährung.
- Lernen Sie mehr über den Fettgehalt Ihrer Lieblingsspeisen und über die Größe der Portionen, die Sie normalerweise zu sich nehmen. Wenn Sie genau wissen, wie viel Sie essen, sinkt die Wahrscheinlichkeit, dass Sie aus Versehen Ihr Fettlimit überschreiten.
- Verteilen Sie Ihre empfohlene Fettmenge gleichmäßig auf die täglichen Mahlzeiten. Sparen Sie die Menge an Kalorien und Fett, die Sie pro Mahlzeit zu sich nehmen dürfen, nicht auf, um sie dann in Form eines fettreichen Hauptgerichts oder eines gehaltvollen Nachtischs doch noch zu sich zu nehmen.
- Haben Sie Geduld! Niemand kennt sich von heute auf morgen mit Fett- und Kalorienmengen aus. Die meisten

Menschen, bei denen die ernährungsbedingten Begleiterscheinungen auftreten, lernen diese mit der Zeit durch Anpassung ihrer Ernährung zu kontrollieren.

- Ein Ernährungstagebuch eignet sich sehr gut, um festzustellen, bei welchen Speisen es zu besagten Nebenwirkungen kommen kann. Notieren Sie Ihre Lieblingsrezepte und alles, was sonst noch hilfreich ist – so haben Sie den Dreh bald raus.

Planen Sie Ihre Mahlzeiten

Wer das **alli** Programm befolgt, sollte seine Mahlzeiten gut planen, um sein Fettlimit pro Mahlzeit nicht zu überschreiten. Wenn Sie Ihre Mahlzeiten im Voraus zusammenstellen, wissen Sie, was Sie essen werden. So behalten Sie den Überblick und erhöhen Ihre Erfolgsaussichten. Eine gute Planung beugt fett- und kalorienreichen Spontanentscheidungen vor und ermöglicht das Experimentieren mit neuen Rezepten.

Im Alltag ist es vermutlich schwierig, jede Mahlzeit im Voraus zu planen. Doch je mehr Sie mit dem **alli** Programm lernen, desto besser können Sie abschätzen, was bei Ihnen funktionieren kann und was nicht. Dieses Buch soll Ihnen zu einem guten Start verhelfen.

Gehen Sie klug einkaufen

Gehen Sie möglichst nicht einkaufen, wenn Sie Hunger haben. Die Versuchung durch zu viele fettreiche Fertigprodukte ist zu groß, und man fängt leicht schon auf dem Heimweg an zu essen.

Wenn Sie bisher noch keine Einkaufslisten gemacht haben, sollten Sie jetzt damit beginnen und versuchen, nur zu kaufen, was auf der Liste steht.

Mehr Tipps zum klugen Einkaufen finden Sie im späteren Verlauf dieses Buches (Kapitel 6, S. 334 ff.).

Bringen Sie Ihren Körper in Schwung

Das **alli** Programm empfiehlt mehr körperliche Aktivität, um das Abnehmen zu unterstützen.

Wenn Sie weniger Kalorien zu sich nehmen, als Ihr Körper braucht, muss er seine Fettreserven angreifen. So verlieren Sie überschüssige Kilos. Mit Bewegung und körperlicher Aktivität können Sie Ihren Körper dazu anregen, noch öfter auf die Fettspeicher zuzugreifen und dieses Depotfett zu verbrennen. Dadurch nehmen Sie noch schneller ab.

Es ist leichter, als man denkt, sich im Alltag mehr zu bewegen. Es gibt so viele einfache Möglichkeiten, die auch Spaß machen.

Bewegung tut nicht nur dem Körper gut, sondern hebt die Stimmung und baut Stress ab. Dazu brauchen Sie nicht ins Fitnessstudio zu gehen; es gibt gute andere Möglichkeiten, durch Bewegung Kalorien zu verbrennen.

Auch wer untrainiert ist oder wenig Zeit hat, kann täglich körperlich aktiv werden. Fangen Sie behutsam an und steigern Sie Ihr Niveau ganz allmählich. Beginnen Sie mit einem

Spaziergang zehn Minuten täglich. Wenn Sie dies bereits tun, können Sie ihn ausdehnen oder neue Aktivitäten hinzunehmen.

Sprechen Sie jedoch bitte mit Ihrem Arzt, bevor Sie mit einem neuen Bewegungsprogramm beginnen.

Kapitel 7 (S. 368 ff.) widmet sich der Bewegung als Bestandteil des **alli** Programms. Hier vorab ein paar Tipps, wie Sie im Alltag körperlich aktiver werden können:

- Nehmen Sie öfter die Treppe.
- Telefonieren Sie nicht im Sitzen – laufen Sie dabei (z. B. im Haus oder im Büro) herum.
- Putzen tut gut: Staubsaugen, Wischen oder Abstauben sind wunderbare Tätigkeiten zum Fettverbrennen.
- Setzen Sie sich öfters auf einen Sitzball. So halten Sie sich aufrecht und stärken Ihre Bauchmuskeln.
- Steigen Sie eine oder zwei Haltestellen früher aus.
- Fahren Sie so oft wie möglich mit dem Fahrrad statt mit dem Auto.
- Gehen Sie auch Rolltreppen hoch.
- Wenn Sie den Fahrstuhl nehmen, können Sie ein Stockwerk früher aussteigen – oder nehmen Sie gleich die Treppe.
- Parken Sie ein Stück abseits eines Geschäfts und laufen Sie den Rest. Supermarktparkplätze sind oft riesig – gewöhnen Sie sich an, möglichst weit entfernt vom Eingang des Ladens zu parken.

Wie Sie mit Gelüsten umgehen

Die Lust auf Essen, obwohl Sie keinen Hunger haben, ist beim Abnehmen häufig ein schwieriger Gegner – der sich jedoch durchaus besiegen lässt.

Deshalb ist es wichtig, dass Sie erkennen, ob Sie wirklich hungrig sind oder einfach nur Appetit haben. Hunger äußert sich als leeres Gefühl im Magen – ein Zeichen, dass Sie schon ein paar Stunden nichts mehr gegessen haben. Appetit ist nicht dasselbe: Er tritt meistens auf, wenn man Lust auf etwas Bestimmtes hat. Solche Gelüste werden durch äußere Reize ausgelöst, beispielsweise durch Stress, Gefühlsschwankungen sowie den Anblick oder Geruch appetitlicher Speisen.

Natürlich können wir Ihnen nicht garantieren, dass Sie Ihre Gelüste völlig in den Griff bekommen. Im Rahmen des **alli** Programms können Sie jedoch lernen, Ihre Wünsche zu kontrollieren und zu verhindern, dass sie Ihre Bemühungen zunichte machen.

Tipps: Wie Sie Ihre Gelüste besiegen

- Trinken Sie ein oder zwei Gläser Wasser – manchmal hat der Körper nur Durst statt Hunger.
- Zu Hause können Sie sich leicht ablenken – am besten vom Kühlschrank weggehen oder die Küche verlassen! Sie können eine Freundin anrufen, eine Zeitschrift lesen oder Musik hören und dazu tanzen.

...und mit Ausrutschern umgehen

Heißhunger. Süßhunger. Fressanfälle. Wie man es auch nennt – das passiert jedem. Wichtig ist nur, dass Sie lernen, gut damit umzugehen.

Seien Sie nicht zu streng mit sich, wenn Sie das Falsche oder einfach zu viel gegessen haben. Akzeptieren Sie Ihren Ausrutscher und denken Sie über den Anlass nach, damit Sie beim nächsten Mal besser gewappnet sind.

- Kochen Sie nach einer Heißhungerattacke am besten das, was Ihnen besonders gut schmeckt – und achten Sie dabei auf Ihre Kalorien- und Fettgrenze.
- Danach denken Sie an das nächste große Fest und machen sich als Ansporn eine Liste der neuen Kleider, die Sie dafür kaufen möchten.

Machen Sie sich das **alli** Programm zum guten Begleiter

Das **alli** Programm kann Ihnen helfen, sich einen neuen, gesunden Lebensstil anzueignen und Ihre Abnehmziele zu erreichen. Damit kann es Ihnen zum treuen Begleiter werden.

Auf www.alliprogramm.de finden Sie Online-Unterstützung, Tipps und Hilfsmittel sowie weitere Rezepte. So bleiben Sie motiviert und halten leichter durch.

Sind Sie startbereit?

Bevor es losgeht, denken Sie daran:

- *Nehmen Sie sich Zeit:* Das **alli** Programm zielt darauf ab, Ihnen beim schrittweisen und kontinuierlichen Abnehmen zu helfen. Das Präparat sollte nicht länger als sechs Monate eingenommen werden.
- *Kleinere Portionen = größere Belohnung:* **alli** kann Ihnen helfen, bis zu 50 Prozent mehr abzunehmen als mit einer Diät allein. Dazu sollten Sie jedoch bereit sein, sich langfristig kalorien- und fettreduziert zu ernähren.
- *Mit weniger Fett viel erreichen:* Wie erfolgreich Sie mit dem **alli** Programm abnehmen können, hängt entscheidend davon ab, wie gut es Ihnen gelingt, Ihre Fettobergrenze pro Mahlzeit einzuhalten. Wenn Sie dieses Limit überschreiten, erleben Sie unter Umständen ernährungsbedingte Begleiterscheinungen.
- *Werden Sie aktiver:* Bewegung verbrennt Kalorien, so dass Sie Ihre Gewichtsabnahme durch körperliches Training unterstützen können.
- *Informieren Sie sich gut:* Wenn Sie **alli** richtig anwenden, kann es Ihnen helfen, bis zu 50 Prozent mehr abzunehmen als mit einer Diät allein. Lesen Sie deshalb bitte vor der ersten Einnahme sorgfältig die Packungsbeilage durch.

So werden Sie belohnt

Abnehmen ist eine gewaltige Herausforderung. Dieses Programm kann Ihnen dabei eine große Hilfe sein, denn es bietet Ihnen eine einzigartige Kombination: **alli** ist zum einen ein Arzneimittel zur Gewichtsreduktion und zum anderen ein Unterstützungsprogramm für die Umstellung Ihrer Ernährungs- und Bewegungsgewohnheiten. So kann es Ihnen gelingen, schrittweise und kontinuierlich abzunehmen und Ihr neues Gewicht auch ohne **alli** dauerhaft zu halten.

alli ist der erste Schritt auf Ihrem Weg zu einem gesünderen Leben. Viel Erfolg!

Kapitel 2

Die Grundlagen einer energiegerechten Ernährung

Gratulation! Sie sind bereits auf dem Weg zu einem gesünderen, schlankeren Körper. In diesem Kapitel erfahren Sie, wie Sie sich – sowohl beim Abnehmen als auch langfristig – gesünder ernähren können. Viele Menschen machen über Jahre eine Diät nach der anderen, wissen aber dennoch nicht, was oder wie viel sie essen sollten. Hinzu kommen der Druck, dem wir alle ausgesetzt sind, Zeitmangel, Zweifel an den eigenen Kochkünsten, ein allgegenwärtiges Angebot an verführerischen, leicht zugänglichen Lebensmitteln – da ist es kein Wunder, wenn es wirklich schwerfällt, das Gewicht zu halten. Eine Zauberformel gibt es leider nicht, aber man kann sich leichter beherrschen, wenn man mehr darüber weiß, welche und wie viel Nahrung man benötigt, und wenn man sein Leben körperlich aktiver gestaltet.

In diesem Kapitel werden die Hintergründe gesunder Ernährung erläutert und die Nahrungsmittelgruppen vorgestellt, die Sie in Ihren Speiseplänen finden.
Das Kapitel gliedert sich in sieben Abschnitte:

- **Der Schlüssel zum Idealgewicht** skizziert das Prinzip der ausgeglichenen Energiezufuhr.
- **Was darf ich essen?** macht Sie mit dem System der Nah-

rungsmittelgruppen vertraut, erklärt die Bedeutung jeder Gruppe und liefert nützliche Tipps für den Alltag.

- **Warum ist jede Lebensmittelgruppe wichtig?** erklärt die Bedeutung der einzelnen Gruppen für eine ausreichende Nährstoffzufuhr.
- **Ihr Ernährungsziel** legt fest, wie viele Kalorien und Fett Sie pro Mahlzeit zu sich nehmen dürfen.
- Wir zeigen Ihnen verschiedene Möglichkeiten, **wie Sie Ihre Mahlzeiten zusammenstellen können** und helfen Ihnen, die Planung zu erleichtern.
- **Ihr Tagesmahlzeitenplan** hilft Ihnen beim Kombinieren der einzelnen Lebensmittel, indem Ihnen gezeigt wird, was zu jeder ausgewogenen gesunden Mahlzeit gehört.
- **Körper und Seele** untersucht, warum Sie essen, und gibt Ihnen Tipps, wie Sie bei der Stange bleiben.

Der Schlüssel zum Idealgewicht

Erfolgreiches Abnehmen bedeutet *dauerhaften* Gewichtsverlust. Damit dies gelingt, müssen Sie verstehen, wie man nicht nur während der Phase der Gewichtsreduktion, sondern auch anschließend gesund isst und lebt. Außerdem müssen Sie verstehen, was Sie zum Essen verlockt, damit Sie unterscheiden können, wann Sie wirklich hungrig sind oder wann Sie nur aus Langeweile essen. Mehr darüber erfahren Sie am Ende des Kapitels (S. 45ff.). Zunächst geht es zu den Grundlagen der Ernährung.

Ausgewogene Energiezufuhr

Mit der Nahrung, Getränke eingeschlossen, führen wir dem Körper Energie zu, die in Kilokalorien oder Kilojoules gemessen wird, abgekürzt spricht man meistens von Kalorien oder auch Joules. Unser Körper braucht diese Energie für zahllose Funktionen – um den Motor in Gang zu halten (selbst Verdauung und körperliche Ruhe verbrauchen Energie), für die Erhaltung, das Wachstum und die Reparatur der verschiedenen Gewebe und Organe sowie für jegliche körperliche Aktivität. Wenn wir mehr Energie (Kalorien) aufnehmen, als wir verbrauchen, nehmen wir zu. Um also Gewicht abzubauen, muss man weniger Energie zuführen oder mehr Energie verbrauchen.

Die gesündeste Methode abzunehmen ist, *sowohl* mehr Kalorien zu verbrauchen *als auch* weniger Kalorien zu sich zu nehmen. Dafür gibt es mehrere Gründe:

1. Ein aktiveres Leben mit mehr Bewegung tut Ihrer Gesundheit jetzt und auf lange Sicht gut.
2. Bewegung setzt Wohlfühlhormone frei, die das Durchhaltevermögen und Wohlbefinden unterstützen.
3. Die Muskelspannung verbessert sich.
4. Studien zufolge halten Menschen, die ihre körperliche Aktivität im Verlauf einer Gewichtsabnahme steigern, ihr neues Gewicht länger als diejenigen, die nur die Kalorienzufuhr reduzieren.

5. Meistens nehmen körperlich aktive Menschen schneller ab.

Kapitel 7 (S. 368) gibt Anregungen, wie Sie Ihren Alltag körperlich aktiver gestalten können.

Was darf ich essen?

Das **alli** Ernährungsprogramm folgt den Empfehlungen für eine ausgewogene Lebensmittelauswahl im Rahmen einer gesunden Ernährung. Darum ermuntert Sie das **alli** Ernährungsprogramm, sich ausgewogen zu ernähren, Lebensmittel aus allen Nahrungsgruppen zu essen und die Kalorienzufuhr mittels Portionsgröße und reduzierter Fettaufnahme zu kontrollieren. Zusätzlich wird mehr Bewegung angeraten.

Das klingt nicht unbedingt nach bahnbrechenden neuen Erkenntnissen. Stimmt. Das **alli** Ernährungsprogramm ist so konzipiert, dass Sie

1. tatsächlich Kilo um Kilo abnehmen;
2. abnehmen, indem Sie keine »Diätnahrung« essen, sondern »normale« schmackhafte Speisen;
3. durch ein besseres Verständnis von Ernährung und Lebensmitteln lernen, das eigene Essverhalten zu steuern.

Sie werden nicht nur zu einer Ernährungsumstellung ermuntert, sondern auch dazu, sich mehr zu bewegen. Es werden die Auslöser hinterfragt, die Sie essen lassen, auch wenn Sie gar keinen Hunger haben. Über den Motivationsaspekt beim Essen und Abnehmen existiert bereits so viel Literatur, dass dieses Buch Ihnen allein aufgrund seines Umfangs nur einen kurzen Überblick und Denkanstöße liefern kann.

Beginnen wir jedoch bei Ihren Bedürfnissen und werfen einen Blick darauf, was eine gesunde, ausgewogene Ernährung ausmacht, damit Sie ab jetzt geschickter auswählen können.

Was ist eine energiegerechte ausgewogene Ernährung?

Eine Ernährung, die die richtige Menge und Zusammensetzung von Nährstoffen und Energie für Ihren individuellen Bedarf enthält. Nicht zu viel und nicht zu wenig – die goldene Mitte also.

Das klingt schön und gut, aber wer weiß schon genau, wie viel Energie er verbraucht oder welche Vitamine und Mineralstoffe er am dringendsten benötigt? Und selbst wenn es jemand weiß, schwankt dieser Bedarf oft von Woche zu Woche. Also brauchen wir eine einprägsame Darstellungsform für die Ernährungsempfehlung, die auf den gesunden Erwachsenen unterschiedlichen Geschlechts, Alters und Gewichts zielt.

Es gibt mehrere solcher Modelle, zum Beispiel die Lebensmittelpyramide oder den Ernährungskreis mit den verschiedenen Lebensmittelgruppen. Der auf S. 33 abgebildete Ernährungskreis der Deutschen Gesellschaft für Ernährung (DGE) ist eine solche Darstellungsform und zeigt, welche Lebensmittel zu einer vollwertigen Ernährung gehören sollten.

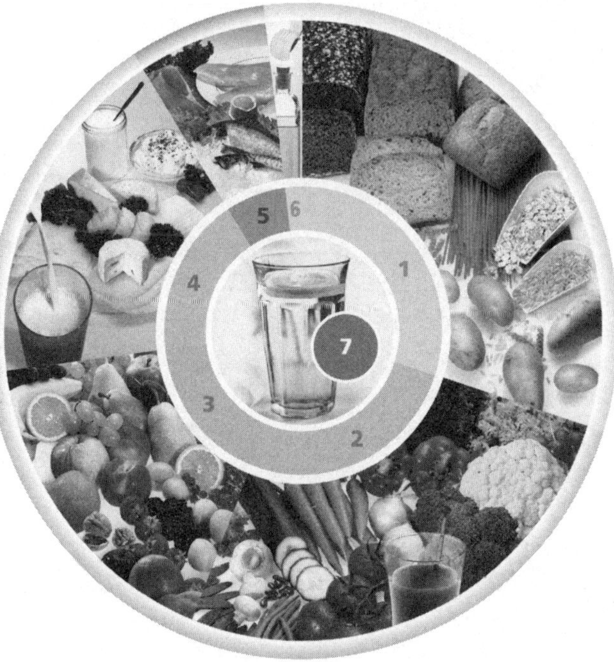

Und er zeigt das Mengenverhältnis der verschiedenen Lebensmittelgruppen zueinander, die im Rahmen einer vollwertigen Ernährung verzehrt werden sollten. Es werden sieben Gruppen unterschieden:

1. Brot, Reis, Kartoffeln, Nudeln und andere stärkehaltige Lebensmittel
2. Gemüse
3. Obst
4. Milch und Milchprodukte

5. Fleisch, Wurst, Fisch, Eier
6. Fette und Öle
7. Getränke

Wenn es uns allen gelänge, diese Lebensmittelgruppen im richtigen Mengenverhältnis zueinander zu essen und uns ausreichend zu bewegen, wäre jeder gesund und ausgewogen ernährt und hätte kein Übergewicht. Leider bevorzugen die meisten Menschen jedoch einzelne Lebensmittelgruppen, insbesondere die fetten und zuckerhaltigen Speisen, und vernachlässigen Obst und Gemüse. Dadurch ernähren sie sich am Ende unausgewogen, was Übergewicht zur Folge haben kann.

Im nächsten Abschnitt wird jede einzelne Lebensmittelgruppe erläutert, insbesondere im Hinblick darauf, welche Rolle diese Lebensmittelgruppen beim Abnehmen spielen.

Warum ist jede Lebensmittelgruppe wichtig?

Obst und Gemüse sind von großer Bedeutung für eine Gewichtsabnahme, weil sie eine breite Palette an Vitaminen, Mineralstoffen und wichtigen sekundären Pflanzenstoffen liefern, unabhängig davon, welche Ernährungsform Sie bevorzugen. Jede Sorte, ob Obst oder Gemüse, enthält unterschiedliche Mengen und Arten dieser Substanzen, so dass Sie möglichst viele verschiedene Obst- und Gemüsesorten mehrmals täglich essen sollten. Wenn Sie täglich einen bunten Obstkorb und farbige Gemüseteller verzehren, können Sie sicher sein, dass auch die Vitamin- und Mineralstoffversorgung stimmt. Zum Beispiel sind Möhren, Süßkartoffeln, Mango und Papaya reich an Beta-Karotin (einer Vorstufe von Vitamin A), während Blattgemüse wie Spinat und Kohl Vitamin K liefern. Tomaten, Erdbeeren und rote Paprika enthalten besonders viel Vitamin C, genau wie Zitrusfrüchte.

Obst und Gemüse besitzen zudem im Vergleich zu ihrem Kaloriengehalt einen hohen Wasseranteil. Das heißt, dass diese Nahrungsmittel eine geringe Energiedichte haben – eine gute Nachricht für jeden, der abnehmen will, denn dieses Wasser sorgt zusammen mit den ebenfalls reichlich vorhandenen Ballaststoffen ohne viel Kalorien oder Fett (abgesehen von Avocados) für eine wunderbare Sättigung.

Ballaststoffe bzw. Fasern, die in allen pflanzlichen Lebensmitteln vorkommen, sind ein oft übersehener Bestandteil pflanzlicher Nahrung. Es handelt sich um eine Vielzahl unterschiedlicher Stoffe, die im Körper jeweils eigene positive Wirkungen haben. Unlösliche Fasern sorgen für eine geregelte Darmtätigkeit, während lösliche Fasern das Sättigungsgefühl erhöhen und auch den Cholesterinspiegel im Blut günstig beeinflussen. Besonders viele Ballaststoffe sind in Bohnen, Linsen und Erbsen enthalten, die zudem eine gute Eiweißquelle sind und sich durch ihren geringen Fettgehalt auszeichnen.

Nüsse stellen dem Körper gesunde ungesättigte Fettsäuren zur Verfügung und können bei maßvollem Verzehr das Abnehmen mit dem **alli** Ernährungsprogramm unterstützen.

Sie sollten mindestens fünf Portionen Obst und Gemüse am Tag zu sich nehmen. Prägen Sie sich ein, dass Saft nur einmal am Tag zählt, und dass Kartoffeln nicht als Gemüse gelten. Dass »fünf am Tag« ganz einfach zu erreichen sind, zeigen auch die Tagesmahlzeitenpläne in Kapitel 3 (S. 48 ff.).

Brot, Reis, Kartoffeln, Nudeln und andere stärkehaltige Lebensmittel wie Frühstücksflocken, Haferflocken und sonstiges Getreide sollten die Hauptkalorienlieferanten Ihrer Ernährung sein. Stärke bedeutet Kohlenhydrate, die Sie mit Energie versorgen. Es ist wichtig, zu jeder Mahlzeit etwas Stärkehaltiges zu essen, und zwar auch Vollkornprodukte, die Sie mit weiteren Faserstoffen und Mineralstoffen wie Eisen oder Kalzium sowie B-Vitaminen versorgen.

Stärkehaltige Nahrungsmittel, besonders aus Vollkorn, sättigen und liefern weit weniger Energie als Fett oder Öl. Ein Gramm Kohlenhydrate enthält weniger als die Hälfte der Kalorien von einem Gramm Butter oder Öl.

Vielleicht haben Sie gehört, dass es Nahrungsmittel mit einem hohen bzw. niedrigen glykämischen Index (GI) gibt. Lebensmittel mit niedrigem GI tragen zu einem gleichmäßigen Blutzuckerspiegel bei. Wenn die Blutzuckerspitzen und die darauf folgenden Blutzuckertäler nach dem Essen ausbleiben, kommt es nicht so leicht zu Heißhungerattacken. Große Schwankungen sind ungesund und stehen in Verdacht, die Wirkung des Hormons Insulin, das den Blutzucker reguliert, zu beeinträchtigen. Langfristig kann das zu Diabetes führen. Nahrungsmittel mit hohem GI lassen den Blutzucker schnell ansteigen, während solche mit niedrigem GI einen allmählichen Anstieg hervorrufen und länger satt machen.

Das **alli** Ernährungsprogramm ist jedoch keine Low-Carb-Diät. Manche Menschen nehmen zwar sehr gut ab, wenn sie auf Kohlenhydrate verzichten, doch dieser Grundnahrungsstoff enthält unverzichtbare Nähr- und Ballaststoffe für die lebenslange gesunde Ernährung.

Milch und Milchprodukte wie Joghurt und Käse (oder die angereicherten Alternativprodukte aus Soja) versorgen uns mit Kalzium und Vitamin B_2 (Riboflavin). Milchprodukte enthalten oft viel Fett und gesättigte Fettsäuren, so dass Sie fettarme Sorten bevorzugen sollten.

Wenn Sie Magermilch oder fettarme Milch sowie fettarme Joghurt- und Käsesorten kaufen, sparen Sie Fettkalorien und gesättigte Fette ein, nicht jedoch Kalzium oder Riboflavin.

Im Rahmen des **alli** Ernährungsprogramms brauchen Sie für die Rezepte und Tagesmahlzeitenpläne nicht auf stark fettreduzierte Milchprodukte zurückzugreifen, denn 30 Prozent der Kalorien dürfen aus Fett stammen. Damit stimmt auch die Versorgung mit den wichtigen fettlöslichen Vitaminen A und D, die in Milch und Käse enthalten sind.

Fleisch, Geflügel, Wurst, Fisch und Eier. Wir brauchen überraschend wenig davon, nur eine kleine Portion am Tag. Da manche dieser Lebensmittel viel Fett enthalten, kommt es auf die sorgfältige Auswahl an. Fleisch sollte mager sein, bei Geflügel sollten Sie alles sichtbare Fett oder die Haut entfernen. Bei der Zubereitung sollten Sie fettfreien oder fettarmen Methoden den Vorzug geben, also Grillen, Backen, Dämpfen, Pochieren und Dünsten.

Auch regelmäßiger Fischverzehr ist wichtig, also mindestens zweimal pro Woche Fisch essen. Eine Portion davon kann ruhig weiterhin relativ fetter Fisch wie Lachs oder Thunfisch sein, sofern Sie die Menge bei der Gesamtfettmenge berücksichtigen. Diese Fischsorten zählen nämlich zu den wenigen Vitamin-D-Quellen in unserer Ernährung und enthalten zudem die überaus gesunden Omega-3-Fettsäuren. Weißer Fisch hat von Natur aus einen geringen Fettgehalt und ist für alle, die abnehmen wollen, sehr zu empfehlen.

Sie werden im Rezeptteil feststellen, dass auch immer wieder Eier verwendet werden, wenn auch höchstens ein Ei pro Mahlzeit. Eigelb enthält zwar Fett, liefert aber auch Eisen und Vitamin A. Prüfen Sie in der Tabelle im Anhang (ab S. 388), welche Mengen Sie essen dürfen, ohne übers Ziel hinauszuschießen.

Fette und Öle. Butter, Sahne, Öl und fetthaltige Aufstriche aller Art werden wegen ihres hohen Fettgehalts ebenfalls dieser Gruppe zugeordnet. Ein Gramm Fett enthält wegen seiner hohen Energiedichte mehr als doppelt so viele Kalorien wie ein Gramm Kohlenhydrate oder Eiweiß. Deshalb können Sie durch eine Reduzierung der Fettmenge leicht Kalorien einsparen. Manche Öle und pflanzlichen Fette beliefern uns jedoch mit erwünschten ungesättigten Fettsäuren sowie Vitamin E und dürfen deshalb in kleinen Mengen verzehrt werden.

Speisen und Getränke mit viel Fett und Zucker, die viele Menschen besonders gern verzehren, sind leider die Produkte mit dem geringsten Nährwert. Dazu zählen unter anderem Kuchen, Kekse, Schokolade, Pralinen, Bonbons, Eis, Frittiertes, Mayonnaise, Soßen und Dressings. In Getränken wie Fruchtnektar, Limonade oder heißer Schokolade steckt ebenso viel Zucker.

Fett- und zuckerreiche Lebensmittel sind beim **alli** Ernährungsprogramm keineswegs gestrichen. Schließlich sorgen auch sie für Abwechslung und Genuss. Zudem ist das Verbotene oft besonders reizvoll. Dennoch sollten Sie sich Folgendes einprägen:

- Fett- und zuckerreiche Speisen sollten Sie erst nach einer ausgewogenen Mahlzeit, wenn Sie schon fast satt sind, essen.
- Überlegen Sie vorher, warum Sie diese Speise wollen – lesen Sie dazu auch Seite 45ff.
- Wenn die Leckerei in Ihren Tagesplan passt, ist das kein Problem. Aber bleiben Sie bei der einen Portion.
- Gewöhnen Sie sich daran, alles abzumessen oder abzuwiegen.

Getränke bzw. Flüssigkeitszufuhr. Dem Stoffwechsel zuliebe sollten Sie reichlich Wasser trinken, und zwar über das Durstgefühl hinaus. Ihr Ziel liegt bei mindestens eineinhalb bis zwei Litern Wasser pro Tag, also sechs bis acht Gläsern. Ein Teil davon können kalorienarme Diätgetränke, Früchte- oder Kräutertees sein. Vorsicht vor den Kalorien in Säften, Smoothies und Kaffeespezialitäten wie Latte macchiato oder Cappuccino. (Mehr dazu in Kapitel 5, S. 329ff.)

Ihr Ernährungsziel

In Kapitel 1 ging es darum, wie Sie sich Ihr ganz persönliches Fett- und Kalorienziel setzen. Hier nochmals die Übersicht:

Kalorien-menge pro Tag (kcal)	**Fettmenge, die Sie pro Mahlzeit nicht überschreiten sollten**	**Maximal erlaubte Fettmenge pro Snack**
	Hauptmahlzeit	Snack
1200	12 g	3 g
1400	15 g	3 g
1600	17 g	2 x 3 g
1800	19 g	2 x 3 g

Wie Sie Ihre Mahlzeiten zusammenstellen können

Auf der Grundlage der beschriebenen gesunden und ausgewogenen Kostform können Sie wählen, ob Sie

- die vorgeschlagenen Speisepläne aus Kapitel 3 (S. 48 ff.) umsetzen wollen,
- die Rezepte aus Kapitel 4 (S. 66 ff.) verwenden und eigene Mahlzeiten zusammenstellen wollen, oder
- Fertigmahlzeiten kaufen, die mit Ihren Zielen und den Ideen aus Kapitel 6 (S. 334 ff.) übereinstimmen.

Sie können die Möglichkeiten natürlich auch je nach Lebensumständen und Laune kombinieren.

Die folgende Tabelle, aus der Sie die empfohlene Kalorien- und Fettmenge für jede Mahlzeit einschließlich der Snacks ablesen können, soll Ihnen die Planung Ihrer Mahlzeiten erleichtern.

	1200 kcal		**1400 kcal**		**1600 kcal**		**1800 kcal**	
	kcal	**Fett g**	**kcal**	**Fett g**	**kcal**	**Fett g**	**kcal**	**Fett g**
Morgens	300	<12	350	<15	350	<17	500	<19
Mittags	350	<12	400	<15	450	<17	500	<19
Abends	400	<12	500	<15	500	<17	500	<19
Snack	150	<3	150	<3	150	<3	150	<3
Snack	–	–	–	–	150	<3	150	<3

Ihr Tagesmahlzeitenplan

Das Frühstück

Zum Frühstück ist empfehlenswert:

1. ein Stück *Obst* oder *Gemüse* oder ein Glas (höchstens 250 ml) ungezuckerter Fruchtsaft oder Smoothie;
2. ein *Stärkelieferant* wie Brot, Brötchen oder Cracker, am besten aus Vollkorn, oder eine Schale Frühstücksflocken, Müsli oder Haferbrei;
3. etwas *fettarmer Aufstrich* zum Brot beziehungsweise ein Teelöffel Gelee oder Konfitüre;
4. eine abgemessene Menge *fettfreie* oder *fettarme Milch* zum Müsli oder als Getränk;
5. ein Glas Wasser.

Da das **alli** Ernährungsprogramm sehr flexibel ist, können Sie aber auch andere Lebensmittel einbeziehen (überprüfen Sie Fett- und Kalorienmenge einfach anhand der Tabelle im Anhang, S. 388ff.).

Hier ein paar Beispiele:

- ein gekochtes Ei oder gegrillter Schinken ohne Fettrand mit Tomate,
- ein bis zwei Scheiben magerer gekochter Schinken,
- eine kleine Portion Käse,
- ein paar Mandeln oder Walnüsse zum Müsli,
- ein fettarmer Joghurt.

Das Mittagessen

Auch wenn Sie erst abends kochen, sollte die Mittagsmahlzeit trotzdem abwechslungsreich sein, damit Sie möglichst viele Nährstoffe aufnehmen.

1. Verwenden Sie mindestens eine, besser aber zwei Sorten *Obst* oder *Gemüse*, beispielsweise einen gemischten Salat, einen Teller Gemüsesuppe, einen Apfel, eine Birne, eine Orange oder eine Schale mit kleinen Möhren- und Paprikastreifen.
2. Eine abgemessene oder gewogene *Stärkequelle* (Kohlenhydrate), also Brot, Kartoffeln, Nudeln, Reis und Ähnliches; wenn Sie ein gekauftes Sandwich essen, sollten Sie einen Blick in die Regeln aus Kapitel 5 (S. 293 ff.) werfen.
3. Eine *Proteinquelle* wie mageres Fleisch, Fisch, Bohnen oder Linsen, ein Ei oder vielleicht ein wenig Käse. Wiegen Sie am Anfang Ihrer Ernährungsumstellung die Portionen ab – Sie werden sehen, dass Sie schnell ein Gefühl für die richtige Menge bekommen.
4. Ein Glas Wasser.

Außerdem sollten Sie bedenken:

- Enthält Ihre Mahlzeit Fettreiches in Form von Aufstrichen oder Dressings? Wenn Sie Ihr Fettziel noch nicht erreicht haben, dürfen Sie zugreifen, müssen aber trotzdem die Menge einberechnen.

- Passt ein fettarmer Joghurt oder Frischkäse als Kalziumlieferant zum Gericht, falls Sie noch Fett und Kalorien übrig haben?

Das Abendessen

Wenn es Ihre Fett- und Kalorienmenge gestattet, dürfen Sie hier zwei bis drei Gänge einplanen. Was auch immer Sie kombinieren, es gelten dieselben Regeln wie mittags:

1. Mindestens eine, besser noch zwei Portionen *Gemüse*, ob gekocht oder als Salat;
2. ein Stück *Obst*, am besten als Vorspeise oder zum Dessert;
3. eine abgemessene Portion *eiweißreiche Nahrung* mit dazupassender fettarmer Soße;
4. abgemessene *stärkehaltige Lebensmittel* wie Kartoffeln, Süßkartoffeln, Naturreis, Nudeln, Polenta, Couscous oder anderes Getreide, unter geringer Fettzugabe zubereitet;
5. ein Glas Wasser.

Außerdem sollten Sie bedenken:

- Falls nach den Hauptmahlzeiten noch Kalorien- oder Fettmengen übrig sind, haben Sie die Wahl zwischen einem Glas Wein, einem kleinen Dessert oder einem Stück Schokolade. Ideen finden Sie in Kapitel 6 (S. 334ff.) und der Tabelle im Anhang (ab S. 388).

Snacks

Die beste Zwischenmahlzeit ist häufig ein Stück Obst und dazu ein Glas Wasser. Sie dürfen sich aber auch andere Snacks genehmigen, sofern diese nur maximal drei Gramm Fett und im Idealfall höchstens 150 Kalorien liefern.

Anregungen für Snacks mit höchstens drei Gramm Fett und 150 Kalorien finden Sie in Kapitel 6 (S. 334 ff.) und der Tabelle im Anhang (ab S. 388).

Körper und Seele

Jeder, der schon einmal abgenommen hat, weiß, dass eine innere Stimme einen immer wieder darin erinnert, wie hungrig man ist, und verbotene Lebensmittel unendlich verlockend erscheinen lässt.

Ein umfassender Abstecher in die Diätpsychologie ist an dieser Stelle nicht möglich, doch es gibt zahlreiche Tipps, die Ihnen das Abnehmen erleichtern können.

1. Setzen Sie sich ein *realistisches* Abnehmziel und schreiben Sie es nieder. Denken Sie immer daran, dass Sie auch nicht über Nacht Gewicht zugelegt haben, sondern dass das ein langer Prozess war. Nehmen Sie sich diese Zeit auch zum Abnehmen. Rechnen Sie mit einem halben Kilo Gewichtsverlust pro Woche. Das entspricht so viel wie zwei Packungen Butter!

2. Ihre Ziele können sehr persönlich sein. Vielleicht wollen Sie wieder in Ihr Lieblingskleid passen, Ihr Gewicht von vor der Schwangerschaft zurückerlangen oder sich für die Ferien rüsten. Schreiben Sie Ihre Ziele auf und stecken Sie den Zettel ein, damit Sie ihn in schwachen Momenten durchlesen können.

3. Überlegen Sie, welche Rolle Essen in Ihrem Leben spielt. Ist es ein Trost, wenn Sie unzufrieden oder gestresst sind? Essen Sie aus Langeweile? Wenn Sie sich diese Gründe bewusst machen, können Sie solche Fallen zukünftig vielleicht vermeiden und essen nur noch, wenn Sie Hunger haben.

4. Planen Sie Ihre Mahlzeiten voraus und schreiben Sie täglich auf, was Sie gegessen und getrunken haben, wie viel Sie sich bewegt haben und wie es Ihnen ging – wie in einem Tagebuch. Lesen Sie häufig nach, damit Sie herausfinden, ob zwischen Ihrer Laune und dem, was Sie tun oder essen, Zusammenhänge bestehen. Wenn Sie am liebsten aufgeben würden, konzentrieren Sie sich ganz auf die guten Tage und auf Ihre bisherigen Erfolge.

5. Überlegen Sie, wie Sie essen und trinken, und verändern Sie alles, was wenig hilfreich ist. Wer zum Beispiel beim Fernsehen gern Nüsse oder Chips isst, kann Möhrenstreifen vorbereiten und diese knabbern. Vielleicht trinken Sie auch einfach Wasser oder ungesüßten Tee. Essen Sie lieber in Ruhe am Esstisch als vor dem Computer oder beim Fernsehen. Solche Verhaltensänderungen finden nicht von heute auf morgen statt, sind die Mühe aber wert.

6. Entwickeln Sie eine positive Einstellung zu sich selbst und Ihrem Tun. Das kann Wunder bewirken. Glauben Sie an sich selbst und umgeben Sie sich mit Menschen, die Sie unterstützen.
7. Wenn Sie in Versuchung geraten, denken Sie daran, wie gut Sie Ihre Sache machen. Hören Sie nicht auf Ihre negative innere Stimme, sondern konzentrieren Sie sich auf Ihr selbst gestecktes Ziel. Und wenn Sie doch mal schwach werden – nicht aufgeben! Machen Sie einfach weiter und konzentrieren Sie sich wieder auf das, was Sie erreichen wollen.
8. Denken Sie daran, dass Bewegung auch der Psyche hilft. Also lieber zehn Minuten zügig gehen als zehn Minuten knabbern. Animieren Sie Familie und Freunde zu gemeinsamer körperlicher Aktivität und machen Sie feste Termine aus.
9. Sprechen Sie vor anderen und sich selbst gegenüber positiv über Ihr Vorhaben. Damit stärken Sie Ihre Willenskraft und prägen sich ein, wie gut diese Ernährungsform für Sie ist, anstatt nur daran zu denken, was Sie alles nicht mehr bekommen.

Kapitel 3
Die Tagesmahlzeitenpläne

In diesem Kapitel stellen wir Ihnen Tagesmahlzeitenpläne vor, die Sie bei der Auswahl der richtigen Lebensmittel und Gerichte beim **alli** Programm unterstützen können. Die Pläne wurden für unterschiedliche, individuelle Kalorien- und Fettziele erstellt. Wir bieten Ihnen Mahlzeitenpläne für je zwei Wochen auf der Basis von 1200 kcal, 1400 kcal, 1600 kcal sowie 1800 kcal pro Tag an. Das Herzstück ist aber der 2-Wochen-Plan auf der Basis von 1400 kcal pro Tag, weil diese Variante besonders häufig gewählt wird. Besonders hilfreich sind solche Mahlzeitenpläne zu Beginn der Ernährungsumstellung, sie helfen aber auch, wenn man nach Beendigung des **alli** Programms sein neues Gewicht halten möchte.

Die Pläne sind in erster Linie dazu gedacht, Ihnen zu zeigen, wie ein typischer Tag für einzelne Kalorien- und Fettlimits aussieht. Sie können die Kostpläne aber auch eins zu eins umsetzen, was die perfekte Lösung ist, wenn Sie ganz genau wissen wollen, was Sie essen dürfen und was nicht. Alle Tagesmahlzeitenpläne enthalten neben den einzelnen Mahlzeiten und Snacks Angaben über die Kalorien- und Fettzufuhr. Kursiv gesetzte Gerichte stammen aus Kapitel 4, dem großen Rezeptteil des Buches. Natürlich können Sie die Gerichte in den Plänen austauschen. Im Rezeptteil finden Sie weitere geeignete Rezepte, und die Angaben über Energie- und Fettgehalt pro Portion erleichtern es Ihnen, nach Ihrem persönlichen Geschmack auszuwählen und Ihren eigenen Mahlzeitenplan zusammenzustellen. Das Gleiche gilt für die Fertigmahlzeiten in Kapitel 6 (S. 342 ff.).

Kalorien- und Fettlimit pro Tag und Mahlzeit

Wenn Sie sich anhand der Rezepte in diesem Buch eigene Mahlzeitenpläne zusammenstellen wollen, orientieren Sie sich bitte immer an unten stehender Tabelle. Auch sollten Sie darauf achten, bei jeder einzelnen Mahlzeit die maximale Fettmenge einzuhalten, um mit dem **alli** Programm einen Abnehmerfolg zu erzielen sowie ernährungsbedingte Begleiterscheinungen zu vermeiden.

Erlaubte Kalorienmenge pro Tag (kcal)	Maximale Fettmenge pro Tag	Maximale Fettmenge pro Mahlzeit	Maximale Fettmenge pro Snack
1200	39 g	12 g	3 g
1400	48 g	15 g	3 g
1600	57 g	17 g	2 x 3 g
1800	63 g	19 g	2 x 3 g

	Montag	Dienstag	Mittwoch
Frühstück	Smoothie: 3 EL (30 g) Haferflocken, 2 EL (25 g) Rosinen mit 150 ml Milch (1,5% F.) mixen 248 kcal; 5,3 g Fett	2 Scheiben Vollkornbrot (90 g), 1 x mit 1 TL Honig, 1 x mit ½ TL Senf + 1 Scheibe Putenschinken (30 g) + Gurkenscheiben, Milchkaffee mit 100 ml Milch (1,5% F.) 316 kcal; 4,0 g Fett	1 Grapefruit, halbiert, mit 2 EL (10 g) gerösteten Mandeln, Milchkaffee mit 200 ml Milch (1,5% F.) 265 kcal; 8,3 g Fett
Snack	1 Scheibe Knäckebrot + 1 EL (40 g) körniger Frischkäse (max. 10% F.) + 1 Handvoll Kirschtomaten (100 g) 76 kcal; 0,3 g Fett	1 Mandarine (40 g) o. 4 Pflaumen (40 g) o. 1 Scheibe Wassermelone (60 g) o. 60 g Beeren 20 kcal; 0 g Fett	1 probiotischer Trinkjoghurt (3,5% F., 100 g) 85 kcal; 2,0 g Fett
Mittagessen	½ Rezept *Erbsensuppe mit Pestobaguette* + 1 Apfel (125 g) 410 kcal; 11,0 g Fett	Rest *Mariniertes Schweinefleisch* vom Vortag + Rest *Kartoffelsalat* 380 kcal; 11,4 g Fett	Rest *Teigtaschen mit Schafskäse und Pilzen* + Rest *Beilagensalat* vom Vortag 387 kcal; 15,7 g Fett
Snack	3 Knabbermöhren (100 g) 25 kcal; 0 g Fett	Milchkaffee mit 200 ml Milch (1,5% F.) 95 kcal; 3,0 g Fett	100 g Weintrauben o. 125 g Mango o. 125 g Ananas o. 1 Apfel (125 g) o. 1 Birne (125 g) 70 kcal; 0 g Fett
Abendessen	1 Portion *Mariniertes Schweinefleisch mit Orange* (ohne Beilage), 1 Portion *Kartoffelsalat* + 150 g Joghurt (1,5% F.) (Rest für Dienstag im Kühlschrank aufbewahren) 455 kcal; 13,4 g Fett	1 Portion *Teigtaschen mit Schafskäse und Pilzen*, 1 Portion *Beilagensalat mit Joghurtdressing* (Rest für Mittwoch im Kühlschrank aufbewahren) 387 kcal; 15,7 g Fett	1 Portion *Moussaka* + 1 Scheibe Vollkornbrot (45 g) (1 Portion für Freitag im Kühlschrank aufbewahren, Rest einfrieren) 411 kcal; 15,3 g Fett
Zusätzlich	Pro Tag 1,5 l Trink- oder Mineralwasser oder ungesüßten Früchtetee trinken.		
kcal	**1214**	**1198**	**1218**
Fett	**30,0 g**	**34,0 g**	**29,0 g**

Donnerstag	Freitag	Samstag	Sonntag
1 Portion *Vorratsmüsli* (Rest aufbewahren) 291 kcal; 6,0 g Fett	*Rührei auf Toast* 310 kcal; 11,7 g Fett	½ Rezept *Vierkorngrütze* 260 kcal; 3,0 g Fett	1 Portion *Pancakes mit Räucherlachs* (Rest einfrieren), Milchkaffee mit 100 ml Milch (1,5 % F.) 338 kcal; 11,3 g Fett
1 Mandarine (40 g) o. 4 Pflaumen (40 g) o. 1 Scheibe Wassermelone (60 g) o. 60 g Beeren 20 kcal; 0 g Fett	1 Saftschorle aus 100 ml Saft 42 kcal; 0 g Fett	1 Vollkornzwieback + 1 TL Honig 68 kcal; 1,0 g Fett	
1 Portion *Kürbissuppe* + 1 Vollkornbrötchen (s. Rezepttipp, Rest für Samstag im Kühlschrank aufbewahren) 432 kcal; 12,1 g Fett	Rest *Moussaka* vom Mittwoch + 30 g (roh) Vollkornreis 431 kcal; 15,8 g Fett	Rest *Kürbissuppe* vom Donnerstag + 1 Scheibe Vollkornbrot (45 g) + 1 Portion *Beilagensalat mit Vinaigrette* (Rest zum Abendessen) 405 kcal; 10,7 g Fett	1 Portion *Coq au vin* mit Reis (Rest einfrieren) 449 kcal; 13,8 g Fett
1 Orangensaftschorle aus 100 ml Orangensaft 42 kcal; 0 g Fett	3 Knabbermöhren (100 g) 25 kcal; 0,0 g Fett	150 g Joghurt (1,5 % F.) 75 kcal; 2,0 g Fett	1 mittelgroße Banane (125 g) 110 kcal; 0,0 g Fett
½ Rezept *Tagliatelle mit Zitronenchampignons* 434 kcal; 13,4 g Fett	1 Portion *Überbackene Scholle mit warmem Linsensalat* + 1 Scheibe Vollkornbrot (45 g) (Rest für Samstag im Kühlschrank aufbewahren) 388 kcal; 5,8 g Fett	Rest *Überbackene Scholle mit warmem Linsensalat* vom Vortag, Rest *Beilagensalat mit Vinaigrette* 359 kcal; 10,5 g Fett	1 Portion *Schinken-Mais-Eintopf* + Brötchen 320 kcal; 13,2 g Fett
1219	**1196**	**1196**	**1217**
31,5 g	**33,3 g**	**27,8 g**	**38,3 g**

	Montag	Dienstag	Mittwoch
Frühstück	1 Portion *Vorratsmüsli* 291 kcal; 6,0 g Fett	*Beerenquarkcreme* 316 kcal; 4,8 g Fett	Rest *Mandelmilchreis* (vom Dienstag) 356 kcal; 11,4 g Fett
Snack	Milchkaffee mit 100 ml Milch (1,5 % F.) 47 kcal; 1,5 g Fett	3 Knabbermöhren (100 g) o. 100 g Tomaten mit Salz + Pfeffer 25 kcal; 0 g Fett	1 Mandarine o. 4 Pflaumen (40 g) 20 kcal; 0 g Fett
Mittagessen	½ Rezept *Käsesalat mit roten Trauben* + 1 Scheibe Vollkornbrot (45 g) 372 kcal; 13,4 g Fett	1 Portion *Mandelmilchreis mit Obstsalat* (Rest im Kühlschrank aufbewahren) 471 kcal; 11,4 g Fett	1 Portion *Hackbällchen mit Kichererbsen und Couscous* (Rest im Kühlschrank aufbewahren) 387 kcal; 15,7 g Fett
Snack	1 Vollkornzwieback + 1 TL (20 g) Honig 68 kcal; 1,0 g Fett	Rest *Obstsalat* vom Mittag 112 kcal; 0 g Fett	1 probiotischer Trinkjoghurt (0,1 % F.) 35 kcal; 0 g Fett
Abendessen	½ Rezept *Schupfnudelpfanne mit Feta* 442 kcal; 13,7 g Fett	½ Rezept *Überbackene Meeresfrüchte mit Tomaten* und Kartoffeln (s. Rezepttipp) 323 kcal; 7,4 g Fett	½ Rezept *Bulgursalat mit Thunfisch* 410 kcal; 8,5 g Fett
Zusätzlich	Pro Tag 1,5 l Trink- oder Mineralwasser oder ungesüßten Früchtetee trinken.		
kcal	**1220**	**1247**	**1208**
Fett	**35,6 g**	**23,6 g**	**35,6 g**

Donnerstag	Freitag	Samstag	Sonntag
Früchtemilchshake 223 kcal; 2,6 g Fett	1 Portion *Vorratsmüsli* 291 kcal; 6,0 g Fett	*Bauernsandwich* 282 kcal; 8,9 g Fett	2 Scheiben Vollkornbrot (à 45 g) + je 1 EL (à 20 g) Konfitüre 300 kcal; 1,0 g Fett
1 Portion *Herzhaftes Olivengebäck* + Honig (s. Rezepttipp, 1 Portion für Sonntag aufheben, Rest einfrieren) 155 kcal; 3,0 g Fett	3 Knabbermöhren (100 g) o. 100 g Tomaten mit Salz + Pfeffer 25 kcal; 0 g Fett	Milchkaffee mit 100 ml Milch (1,5 % F.) 47 kcal; 1,5 g Fett	
1 Portion *Tomatencremesuppe mit Croûtons* (s. Rezepttipp, Rest im Kühlschrank aufbewahren), 1 Portion *Beerenmousse* (½ Rezept zubereiten, Rest im Kühlschrank aufbewahren) 442 kcal; 15,1 g Fett	½ Rezept *Hähnchennuggets mit Salat und Kräuterjoghurtdressing* 500 kcal; 13,0 g Fett	½ *Rezept Chili-Thunfisch-Wok* 422 kcal; 15,2 g Fett	½ Rezept *Rote-Bete-Feldsalat* 346 kcal; 12,1 g Fett
	Rest *Beerenmousse* vom Vortag 50 kcal; 0,1 g Fett	100 g Weintrauben o. 125 g Mango 70 kcal; 0 g Fett	1 Portion *Herzhaftes Olivengebäck* + Honig (s. Rezepttipp) 155 kcal; 3,0 g Fett
Rest *Hackbällchen mit Kichererbsen und Couscous* 387 kcal; 15,7 g Fett	Rest *Tomatencremesuppe* vom Vortag + 1 Scheibe Vollkornbrot (45 g), 317 kcal; 12,3 g Fett	*Ciabatta mit Pesto und jungem Spinat*, 1 Schorle aus 200 ml Saft o. 125 ml Wein o. 1 Glas (200 ml) Bier 395 kcal; 12,2 g Fett	1 Portion *Minutensteaks auf Lauchgemüse mit Kartoffelstampf* 416 kcal; 10,7 g Fett
1207	**1183**	**1209**	**1217**
36,4 g	**31,4 g**	**36,1 g**	**26,8 g**

	Montag	Dienstag	Mittwoch
Frühstück	1 Portion *Vorratsmüsli*, statt Milch 150 g Naturjoghurt (1,5% F.) (½ Rezept zubereiten, Rest aufbewahren) 295 kcal; 5,8 g Fett	1 Scheibe *Orangenkleiebrot* + Honig o. Konfitüre (s. Rezepttipp, 1 Scheibe aufbewahren, Rest einfrieren), Milchkaffee mit 100 ml Milch (1,5% F.) 271 kcal; 3,2 g Fett	1 Portion *Vorratsmüsli* 291 kcal; 6,0 g Fett
Snack	1 mittelgroße Banane (125 g) 110 kcal; 0 g Fett	100 g Weintrauben o. 125 g Mango o. 125 g Ananas (2 fingerdicke Scheiben) o. 1 Apfel (125 g) o. 1 Birne (125 g) 70 kcal; 0 g Fett	150 g fettarmer Joghurt (1,5% F.) 75 kcal; 2,0 g Fett
Mittagessen	1 Portion *Teigtaschen mit Schafskäse und Pilzen* (Rest für Dienstag aufbewahren), *½ Beilagensalat mit Vinaigrette* + 300 g Wassermelone o. 200 g Ananas o. 1 Grapefruit 391 kcal; 14,9 g Fett	½ Rezept *Erbsensuppe mit Pestobaguette* + 75 g Putenbrust (in 1 TL Öl gebraten), 1 Portion *Beerensoufflé* (½ Rezept zubereiten, Rest für Mittwoch im Kühlschrank aufbewahren) 498 kcal; 15,7 g Fett	Rest *Risotto tricolore* + Rest *Ratatouille* 535 kcal; 12,5 g Fett
Snack	Milchshake: 150 ml Milch (1,5% F.), püriert mit 50 g Beeren o. 3 Pflaumen (15 g) o. 1 Aprikose (50 g) 87 kcal; 2,3 g Fett	1 probiotischer Trinkjoghurt (3,5% F., 100 g) 85 kcal; 2,0 g Fett	Rest *Beerensoufflé* 50 kcal; 0,1 g Fett
Abendessen	1 Portion *Risotto tricolore* (½ Rezept zubereiten, Rest für Mittwoch im Kühlschrank aufbewahren), 1 Glas Schorle aus 150 ml Saft o. 150 ml Wein o. 1 Glas (150 ml) Bier 513 kcal; 11,3 g Fett	Rest *Teigtaschen mit Schafskäse und Pilze* + dopp. Portion *Ratatouille* (Rest für Mittwoch im Kühlschrank aufbewahren) 417 kcal; 14,6 g Fett	1 Portion *Rindersteak mit Champignonrahm und Polenta* 479 kcal; 15,5 g Fett
Zusätzlich	Pro Tag 1,5 l Trink- oder Mineralwasser oder ungesüßten Früchtetee trinken.		
kcal	**1396**	**1379**	**1406**
Fett	**33,7 g**	**33,1 g**	**36,1 g**

Donnerstag	Freitag	Samstag	Sonntag
1 Scheibe *Orangenkleiebrot* + Honig o. Konfitüre (s. Rezepttipp), 1 Portion *Herbstlicher Obstsalat* (½ Rezept zubereiten, Rest aufbewahren) + 4 EL (40 g) Naturjoghurt (1,5% F.) 363 kcal; 3,0 g Fett	*Früchtemilchshake*, 1 Scheibe Knäckebrot + 1 EL (30 g) Frischkäse (max. 10% F.) + 2–3 Tomaten- oder Gurkenscheiben 273 kcal; 4,6 g Fett	½ Rezept *Vierkorngrütze mit Aprikosen*, Milchkaffee mit 200 ml Milch (1,5% F.) 354 kcal; 6,0 g Fett	1 Portion *Vorratsmüsli*, Milchkaffee mit 150 ml Milch (1,5% F.) 338 kcal; 7,5 g Fett
Milchkaffee mit 200 ml Milch (1,5% F.) 95 kcal; 3,0 g Fett		85 g Weintrauben 60 kcal; 0 g Fett	1 Mandarine o. 4 Pflaumen (40 g) 20 kcal; 0,0 g Fett
½ Rezept *Linguine mit Lachs und Spargel*, Rest *Herbstlicher Obstsalat* 576 kcal; 11,8 g Fett	Rest Überbackene *Putenschnitzel* mit *Tomatenreis* (s. *Reis-Grundrezept*; ½ Rezept zubereiten), 1 probiotischer Trinkjoghurt (100 g; 3,5% F.) 574 kcal; 12,1 g Fett	1 Portion *Mangopfannkuchen* (Rest einfrieren) 438 kcal; 11,1 g Fett	½ Rezept *Überbackene Scholle mit warmem Linsensalat* mit Kartoffeln, Rest *Beilagensalat mit Vinaigrette* 537 kcal; 10,8 g Fett
	1 *Aprikosenkokosmuffin* 120 kcal; 3,6 g Fett	1 probiotischer Trinkjoghurt (3,5% F., 100g) 85 kcal; 2,0 g Fett	1 *Aprikosenkokosmuffin* 120 kcal; 3,6 g Fett
1 Portion *Überbackene Putenschnitzel* (½ Rezept zubereiten, Rest für Freitag aufbewahren), dopp. Portion *Beilagensalat mit Joghurtdressing*, 1 klein gehackte geröstete Walnuss (4 g) darüberstreuen 371 kcal; 15,1 g Fett	½ Rezept *Fruchtiger Krautsalat* 446 kcal; 13,3 g Fett	½ Rezept *Spaghetti mit Gemüsebolognese*, 1 Portion *Beilagensalat mit Vinaigrette* (Rest für Sonntag aufbewahren) 473 kcal; 14,7 g Fett	1 Portion *Käsesalat mit roten Trauben* (Rest für Montag aufbewahren), 1 Vollkornbrötchen (45 g) 382 kcal; 14,4 g Fett
1405	**1413**	**1410**	**1397**
32,9 g	**33,6 g**	**33,8 g**	**36,3 g**

	Montag	Dienstag	Mittwoch
Frühstück	*Rührei auf Toast* 337 kcal; 11,7 g Fett	1 Portion *Beerenquarkcreme* 316 kcal; 4,8 g Fett	1 Grapefruit, halbiert + bestreut mit 2 EL (10 g) gerösteten Mandeln, Milchkaffee mit 200 ml Milch (1,5% F.) 265 kcal; 8,3 g Fett
Snack	Milchkaffee mit 200 ml Milch (1,5% F.) 95 kcal; 3,0 g Fett	1 Scheibe Knäckebrot + 1 TL Senf (4 g) + 1 Scheibe Putenbrust (30 g), 50 g Gurke o. 1 Tomate 77 kcal; 2,0 g Fett	150 g Joghurt (1,5% F.) 75 kcal; 2,0 g Fett
Mittagessen	1 Portion *Curry-Garnelen-Dip* + 100 g Salzkartoffeln, Rest *Käsesalat mit roten Trauben* 496 kcal; 15,2 g Fett	1 Portion *Chili con Carne* (½ Rezept zubereiten, Rest für Mittwoch aufbewahren), dazu Reis (s. Rezepttipp), 1 Schorle aus 150 ml Saft 463 kcal; 13,0 g Fett	½ Rezept *Hähnchen-nuggets mit Salat und Kräuterjoghurtdressing* 500 kcal; 13,0 g Fett
Snack	250 g Wassermelone o. 225 g Ananas 130 kcal; 0 g Fett	1 Vollkornzwieback + 1 EL (40 g) Honig, 2 Mandarinen (80 g) o. 1 Kiwi 125 kcal; 1,0 g Fett	1 mittelgroße Banane (125 g) 110 kcal; 0 g Fett
Abendessen	½ Rezept *Überbackene Meeresfrüchte mit Tomaten*, 1 Scheibe Vollkornbrot (45 g) + ½ TL (4 g) Senf, 1 Schorle aus 150 ml Saft o. 125 ml Wein o. 1 Glas (150 ml) Bier 342 kcal; 6,5 g Fett	*Ciabatta mit Pesto und jungem Spinat*, bestreut mit Walnüssen (s. Rezept-tipp), 150 g Ananas o. 200 g Beeren o. 125 g Weintrauben 417 kcal; 14,6 g Fett	Rest *Chili con Carne* vom Dienstag + Brot, 1 Apfel (125 g) o. 1 Birne (125 g) o. 125 g Ananas 470 kcal; 13,0 g Fett
Zusätzlich	Pro Tag 1,5 l Trink- oder Mineralwasser oder ungesüßten Früchtetee trinken.		
kcal	**1400**	**1398**	**1420**
Fett	**36,4 g**	**35,4 g**	**36,3 g**

Donnerstag	Freitag	Samstag	Sonntag
Süßes Frühstücksbrötchen 375 kcal; 4,3 g Fett	½ Rezept *Vierkorngrütze mit Aprikosen*, Milchkaffee mit 200 ml Milch (1,5% F.) 354 kcal; 6,0 g Fett	*Croissant mit Fruchtaufstrich* 285 kcal; 15,2 g Fett	1 Portion *Vorratsmüsli*, 200 ml Fruchtsaft 376 kcal; 6,0 g Fett
Milchkaffee mit 200 ml Milch (1,5% F.) 95 kcal; 3,0 g Fett	1 probiotischer Trinkjoghurt (3,5% F., 100 g) 85 kcal; 2,0 g Fett	200 ml Fruchtsaft 85 kcal; 0 g Fett	1 Mandarine o. 4 Pflaumen (40 g) 20 kcal; 0 g Fett
½ Rezept *Bruschetta mit Mozzarella, Basilikum und Tomaten*, ½ Rezept *Überbackener Pfirsich mit Amarettifüllung* 465 kcal; 12,1 g Fett	Rest *Kartoffelsalat* vom Vortag, 1 Schorle aus 150 ml Saft 471 kcal; 14,4 g Fett	1 Portion *Nudelsoße mediterran* (s. Rezepttipp, ½ Rezept zubereiten, Rest für Sonntag aufbewahren) 440 kcal; 13,9 g Fett	Rest *Nudelsoße mediterran* vom Vortag + Kartoffeln (s. Rezepttipp) 440 kcal; 13,9 g Fett
3 Knabbermöhren (100 g), 100 ml Fruchtsaft 68 kcal; 0 g Fett	1 Vollkornzwieback + 1 TL (10 g) Honig 68 kcal; 1,1 g Fett	125 g Weintrauben 85 kcal; 0 g Fett	150 g Joghurt (1,5% F.) 75 kcal; 2,0 g Fett
1 Portion *Kartoffelsalat* (Rest im Kühlschrank für Freitag aufbewahren) 408 kcal; 14,4 g Fett	1 Portion *Mangopfannkuchen* (eingefroren aus Woche 1) 438 kcal; 11,1 g Fett	Dopp. Portion *Mangospieße* 410 kcal; 10,9 g Fett	½ Rezept *Rumpsteak in Salbei-Rotwein-Soße* + Tagliatelle (s. Rezepttipp) 496 kcal; 13,3 g Fett
1411	**1416**	**1410**	**1407**
33,8 g	**34,5 g**	**33,8 g**	**35,2 g**

	Montag	Dienstag	Mittwoch
Frühstück	*Croissant mit Fruchtaufstrich* + 1 EL (30 g) Magerquark 305 kcal; 15,2 g Fett	1 Portion *Vierkorngrütze* (½ Rezept zubereiten), bestreut mit 1 EL (15 g) gehackte, geröstete Walnüsse 360 kcal; 12,3 g Fett	2 Scheiben Vollkornbrot (à 45 g) + 1 EL (15 g) Halbfett-Butter + 60 g Brie (45% F.i.Tr.) 400 kcal; 12,0 g Fett
Snack	1 Birne (125 g) o. 1 Apfel (125 g) o. 1 Orange (150 g) 83 kcal; 0,5 g Fett	150 g Fruchtjoghurt (1,5% F.) 75 kcal; 2,0 g Fett	1 Milchkaffee mit 150 ml Milch (1,5% F.) 71 kcal; 2,2 g Fett
Mittagessen	*Ciabatta mit Pesto und jungem Spinat*, 150 ml Fruchtsaft, 150 g Fruchtjoghurt (1,5% F.) 498 kcal; 14,5 g Fett	1 Portion *Marokkanische Kichererbsensuppe mit Früchten*, 2 Scheiben Vollkornbrot (à 45 g) (Rest für Mittwoch im Kühlschrank aufbewahren) 550 kcal; 9,6 g Fett	Rest *Marokkanische Kichererbsensuppe mit Früchten* vom Vortag, 1 Portion *Beilagensalat mit Joghurtdressing* (½ Rezept zubereiten), 200 ml Fruchtsaft 526 kcal; 11,9 g Fett
Snack	1 *Aprikosenkokosmuffin* (2 für die Woche aufbewahren, Rest einfrieren) 120 kcal; 3,6 g Fett	4 Mandeln (6 g), Saftschorle aus 100 ml Saft 83 kcal; 3,2 g Fett	1 *Aprikosenkokosmuffin* 120 kcal; 3,6 g Fett
Abendessen	Dopp. Portion *Hähnchennuggets mit Salat und Kräuterjoghurtdressing* (½ Rezept zubereiten), 1 Scheibe Vollkornbrot (45 g) 590 kcal; 13,0 g Fett	1 Portion *Schupfnudelpfanne mit Feta* (½ Rezept zubereiten), 125 g Weintrauben o. 150 g Ananas o. 150 g Mango 527 kcal; 13,7 g Fett	1 Portion *Rindersteak mit Champignonrahm und Polenta* (½ Rezept zubereiten) 479 kcal; 15,5 g Fett
Zusätzlich	Pro Tag 1,5 l Trink- oder Mineralwasser oder ungesüßten Früchtetee trinken.		
kcal	**1596**	**1595**	**1596**
Fett	**46,8 g**	**40,8 g**	**45,2 g**

Donnerstag	Freitag	Samstag	Sonntag
Rührei auf Toast, 200 ml Orangensaft 394 kcal; 11,7 g Fett	Rest *Mandelmilchreis mit Obstsalat* vom Vortag 471 kcal; 11,4 g Fett	*Beerenquarkcreme*, bestreut mit 1 EL (10 g) gehackte Mandeln 374 kcal; 10,2 g Fett	1 Portion *Pancakes mit Räucherlachs* (Rest einfrieren), 1 Milchkaffee mit 100 ml Milch (1,5% F.) 338 kcal; 11,3 g Fett
1 Vollkornzwieback + 1 TL (20 g) Honig, 3 Mandeln 92 kcal; 3,4 g Fett	1 Scheibe Knäckebrot + 1 EL (40 g) körniger Frischkäse (max. 10% F.) + 1 Scheibe Schnittkäse (10% F.i.Tr.), 100 g Kirschtomaten 116 kcal; 2,3 g Fett	1 Portion *Herzhaftes Olivengebäck* + Honig o. Konfitüre (s. Rezepttipp, Rest einfrieren) 155 kcal; 3,0 g Fett	1 Banane (125 g) 110 kcal; 0,3 g Fett
1 Portion *Mandelmilchreis mit Obstsalat* (Rest im Kühlschrank aufbewahren), 200 ml Fruchtsaft 566 kcal; 11,4 g Fett	1 Portion *Nudelsalat mit Pesto und Huhn* (½ Rezept) 455 kcal; 14,0 g Fett	1 Portion *Kürbissuppe* + Vollkornbrötchen, Magerquark und Gurkenscheiben (s. Rezepttipp, Rest für Montag aufbewahren), 1 Apfel (125 g) o. 125 g Mango 502 kcal; 12,1 g Fett	Rest *Jambalaya* vom Vortag, 1 probiotischer Trinkjoghurt (3,5% F., 100 g) 585 kcal; 13,4 g Fett
150 g Fruchtjoghurt (1,5% F.) 75 kcal; 1,5 g Fett	Smoothie: Saft einer Orange, 50 g angetaute TK-Himbeeren + 1 TL (5 g) gehackte Mandeln mixen 112 kcal; 2,9 g Fett	1 probiotischer Trinkjoghurt (3,5% F., 100 g) 85 kcal; 2,0 g Fett	1 *Aprikosenkokosmuffin* 120 kcal; 3,6 g Fett
½ Rezept *Chili-Thunfisch-Wok*, 1 Mandarine o. 100 g Wassermelone o. 120 g Beeren 462 kcal; 15,2 g Fett	1 Portion *Putenschnitzel mit mediterranem Ofengemüse* (Rest für Samstag im Kühlschrank aufbewahren) 431 kcal; 12,2 g Fett	1 Portion *Jambalaya* (½ Rezept zubereiten, Rest für Sonntag im Kühlschrank aufbewahren) 500 kcal; 11,4 g Fett	1 Portion *Kartoffelsalat* (Rest für Montag im Kühlschrank aufbewahren), 250 ml Fruchtsaft 456 kcal; 14,4 g Fett
1589	**1585**	**1616**	**1609**
43,2 g	**42,8 g**	**38,7 g**	**49,4 g**

	Montag	**Dienstag**	**Mittwoch**
Frühstück	1 Portion *Vorratsmüsli*, 1 Milchkaffee mit 150 ml Milch (1,5% F.) 362 kcal; 8,2 g Fett	*Bauernsandwich*, 1 großes Glas (300 ml) Orangensaft 420 kcal; 8,9 g Fett	*Croissant mit Fruchtaufstrich* + 1 EL (30 g) Magerquark 305 kcal; 15,2 g Fett
Snack	150 g Fruchtjoghurt (1,5% F.), 125 g Ananas o. 125 g Mango o. 1 Apfel (125 g) 155 kcal; 2,0 g Fett	4 Mandeln (6 g), 1 Milchkaffee mit 100 ml Milch (1,5% F.) 81 kcal; 4,2 g Fett	300 ml Saft 144 kcal; 0,0 g Fett
Mittagessen	Rest *Kartoffelsalat* vom Vortag 408 kcal; 14,4 g Fett	1 Portion *Putenrisotto mit Lauch* + Pesto (s. Rezepttipp, Rest für Mittwoch im Kühlschrank aufbewahren) 490 kcal; 12,9 g Fett	*Überbebackene Meeresfrüchte mit Tomaten*, 200 g gekochte Frühkartoffeln (s. Rezepttipp) 503 kcal; 13,9 g Fett
Snack	1 *Aprikosenkokosmuffin* (eingefroren aus Woche 1), 200 ml Apfelsaft 216 kcal; 3,6 g Fett	1 probiotischer Trinkjoghurt (3,5% F., 100 g) + 1 Birne (125 g) o. 1 Apfel (125 g) o. 1 Orange (125 g) 168 kcal; 2,5 g Fett	1 Banane (125 g) 141 kcal; 0,3 g Fett
Abendessen	Rest *Kürbissuppe* vom Samstag, 1 Scheibe (45 g) Vollkornbrot + 1 EL (30 g) Magerquark + 1 Scheibe Schnittkäse (30% F.i.Tr.), 1 Tomate 451 kcal; 16,7 g Fett	½ Rezept *Tomatencremesuppe*, 1 Portion *Beilagensalat mit Vinaigrette* (Rest für Mittwoch), 200 ml Saft, 1 Apfel (125 g) 437 kcal; 17,4 g Fett	Rest *Putenrisotto mit Lauch* vom Vortag, Rest *Beilagensalat mit Vinaigrette* vom Vortag 546 kcal; 18,0 g Fett
Zusätzlich	Pro Tag 1,5 l Trink- oder Mineralwasser oder ungesüßten Früchtetee trinken.		
kcal	**1592**	**1596**	**1639**
Fett	**44,9 g**	**45,9 g**	**47,4 g**

Donnerstag	Freitag	Samstag	Sonntag
Smoothie: 150 g Joghurt (1,5% F.) mit Saft einer Orange (125 g), 1 Banane (125 g), 1 TL (20 g) Honig + 1 EL (10 g) gehackten Walnüssen mixen 370 kcal; 8,8 g Fett	1 Portion *Vorratsmüsli* + 1 EL (15 g) gehackte Mandeln gemischt 378 kcal; 14,1 g Fett	*Süßes Frühstücksbrötchen*, 150 g Fruchtjoghurt (1,5% F.) 486 kcal; 5,0 g Fett	*Rührei auf Toast* 337 kcal; 11,7 g Fett
1 Scheibe Knäckebrot + 1 EL (40 g) körniger Frischkäse + 1 Scheibe Schnittkäse (30% F.i.Tr.), 100 g Kirschtomaten 156 kcal; 5,3 g Fett	1 Scheibe Vollkorntoast + 1 EL (30 g) Fruchtaufstrich (vom Frühstücksrezept Mittwoch) 122 kcal; 1,0 g Fett	4 Mandeln (6 g) 35 kcal; 3,2 g Fett	1 Milchkaffee mit 100 ml Milch (1,5% F.) 48 kcal; 1,5 g Fett
½ Rezept *Käsesalat mit roten Trauben* (übrige ½ Grapefruit auspressen und mit 200 ml Orangensaft gemixt trinken) 426 kcal; 13,4 g Fett	½ Rezept *Nudelsoße mediterran*, 80 g (roh) Spaghetti + 20 g geriebener Parmesan 541 kcal; 15,4 g Fett	½ Rezept *Schinken-Mais-Eintopf*, 1 Vollkornbrötchen (60 g, s. Rezepttipp) 453 kcal; 13,9 g Fett	½ Rezept *Quarkauflauf mit Cranberrys und Äpfeln*, 1 EL (10 g) gehackte Walnüsse in die Quarkmasse geben 540 kcal; 17,2 g Fett
2 Scheiben Vollkornzwieback + 3 TL Honig 169 kcal; 2,0 g Fett	1 Milchkaffee mit 150 ml Milch (1,5% F.) 71 kcal; 2,3 g Fett	200 ml Saft 95 kcal; 0 g Fett	1 probiotischer Trinkjoghurt (3,5% F., 100 g) + 1 Birne (125 g) o. 1 Apfel (125 g) o. 1 Orange (125 g) 168 kcal; 2,5 g Fett
Teigtaschen mit Schafskäse und Pilzen 470 kcal; 19,6 g Fett	1 Portion *Hackbällchen mit Kichererbsen und Couscous* (Rest für Sonntag im Kühlschrank aufbewahren) 505 kcal; 15,0 g Fett	*Pikante Mangospieße*, in 1 TL Rapsöl in der Pfanne gebraten, 1 Portion *Beilagensalat mit Joghurtdressing* (½ Rezept zubereiten) 507 kcal; 18,1 g Fett	Rest *Hackbällchen mit Kichererbsen und Coucous* (vom Freitag) 505 kcal; 15,0 g Fett
1591	**1617**	**1575**	**1598**
49,1 g	**47,8 g**	**40,2 g**	**47,9 g**

	Montag	Dienstag	Mittwoch
Frühstück	1 Portion *Vorratsmüsli* (½ Rezept zubereiten, Rest aufbewahren), Milchkaffee mit 200 ml Milch (1,5 % F.) 386 kcal; 9,0 g Fett	Rest *Mandelmilchreis* vom Montag, Milchkaffee mit 150 ml Milch (1,5 % F.) 427 kcal; 13,7 g Fett	*Rührei auf Toast*, dazu 1 Portion *Herbstlicher Obstsalat* (½ Rezept zubereiten, Rest im Kühlschrank aufbewahren) 437 kcal; 12,0 g Fett
Snack	1 Portion *Herzhaftes Olivengebäck* (2 aufbewahren, Rest einfrieren) mit Honig o. Konfitüre (s. Rezepttipp) 155 kcal; 3,0 g Fett	100 g Weintrauben o. 125 g Mango o. 125 g Ananas o. 1 Apfel (125 g) o. 1 Birne (125 g) als Obstsalat zubereitet, mit 1 gehackten Walnuss bestreut 97 kcal; 2,4 g Fett	1 Portion *Herzhaftes Olivengebäck* mit Honig o. Konfitüre (s. Rezepttipp) 155 kcal 3,0 g Fett
Mittagessen	1 Portion *Mandelmilchreis mit Obstsalat* (Rest im Kühschrank aufbewahren), dazu *Beilagensalat mit Joghurtdressing* 593 kcal; 18,0 g Fett	1 Portion *Hackfleischsoße mit Spaghetti* (s. Rezepttipp, ½ Rezept zubereiten, Rest im Kühlschrank aufbewahren), 1 Portion *Überbackener Pfirsich mit Amarettifüllung* (Rest im Kühlschrank aufbewahren) 552 kcal; 17,8 g Fett	½ Rezept *Chili-Thunfisch-Wok* + Rest *Herbstlicher Obstsalat* mit 3 EL Naturjoghurt (1,5 % F.) 560 kcal; 16,5 g Fett
Snack	150 g Joghurt (1,5 % F.) mit Rest *Obstsalat* vom Mittag 187 kcal; 2,0 g Fett	1 probiotischer Trinkjoghurt (3,5 % F., 100 g) 85 kcal; 2,0 g Fett	1 Scheibe Knäckebrot mit 1 TL (10 g) Nussnougatcreme 83 kcal; 3,0 g Fett
Abendessen	½ Rezept *Dhal mit Linsen, Spinat und Kardamom* mit Reis (s. Rezepttipp) 515 kcal; 9,2 g Fett	1 Portion *Sommersalat mit Ciabatta* (½ Rezept zubereiten), 250 ml Bier o. 1 Schorle mit 125 ml Wein o. 200 ml Saft, Rest *Überbackener Pfirsich mit Amarettifüllung* 630 kcal; 16,5 g Fett	½ Rezept *Hähnchennuggets und Salat mit Kräuterjoghurtdressing* + 1 Scheibe Vollkornbrot (45 g) 595 kcal; 14,0 g Fett
Zusätzlich	Pro Tag 1,5 l Trink- oder Mineralwasser oder ungesüßten Früchtetee trinken.		
kcal	**1836**	**1791**	**1830**
Fett	**41,2 g**	**52,4 g**	**48,5 g**

Donnerstag	Freitag	Samstag	Sonntag
Beerenquarkcreme, dazu 2 Vollkorn-zwiebäcke mit je 1 TL (à 10 g) Honig 441 kcal; 6,8 g Fett	1 Portion *Vorratsmüsli*, statt Milch mit 150 g Naturjoghurt (1,5% F.), 250 ml Saft 403 kcal; 5,8 g Fett	1 Portion *Pancakes mit Räucherlachs* (Rest einfrieren), Milchkaffee mit 200 ml Milch (1,5% F.) 385 kcal; 13,8 g Fett	*Croissant mit Fruchtaufstrich*, 200 ml Saft 370 kcal; 15,2 g Fett
Milchkaffee mit 200 ml Milch (1,5% F.) 95 kcal; 3,0 g Fett	1 Portion *Herzhaftes Olivengebäck* mit Honig o. Konfitüre (s. Rezepttipp) 155 kcal; 3,0 g Fett	85 g Weintrauben, gemischt mit 150 g Joghurt (1,5% F.) 135 kcal; 2,0 g Fett	1 Scheibe Knäckebrot mit 1 TL (10 g) Nussnougatcreme + 150 ml Fruchtsaft 156 kcal; 3,0 g Fett
1 Portion *Kartoffelsalat* (Rest für Freitag im Kühlschrank aufbewahren), dazu 1 Putenwiener (35 g) 681 kcal; 19,0 g Fett	1 Portion *Mini-Frikadellen mit Ofenkartoffeln* + 1 Portion *Tomatendip* (jeweils ½ Rezept zubereiten, Rest im Kühlschrank aufbewahren) 437 kcal; 11,1 g Fett	1 Portion *Schinken-Mais-Eintopf* (Rest einfrieren) + 1 Vollkornbrötchen (60 g), mit je ½ TL (2 g) Butter bestrichen, 200 ml Saft 588 kcal; 17,9 g Fett	1 Portion *Paella mit Meeresfrüchten* (Rest für Montag aufbewahren) + 1 Portion *Beilagensalat mit Joghurtdressing*, 1 Portion *Orangen mit Datteln und Honigjoghurt* 609 kcal; 15,2 g Fett
1 Scheibe Knäckebrot mit 1 TL (10 g) Nussnougatcreme 83 kcal; 3,0 g Fett	150 g Mango o. 150 g Ananas o. 125 g Weintrauben, bestreut mit 1 gehackten Walnuss 111 kcal; 2,4 g Fett	1 probiotischer Trinkjoghurt (3,5% F., 100 g) + 1 Apfel (125 g) o. 1 Birne (125 g) 155 kcal; 2,0 g Fett	1 Scheibe Vollkornbrot (45 g) mit ½ TL (2 g) Tomatenmark + 1 Scheibe (30 g) Schnittkäse (max. 10% F.i.Tr.) 135 kcal; 2,0 g Fett
Rest *Hackfleischsoße mit Spaghetti* (s. Rezepttipp), 250 ml Saft + ½ Rezept *Beilagensalat mit Joghurtdressing* 505 kcal; 19,8 g Fett	Rest *Kartoffelsalat* vom Donnerstag mit 1 Putenwiener (35 g) 681 kcal; 19,0 g Fett	Rest *Mini-Frikadellen mit Ofenkartoffeln und Tomatendip* vom Freitag, 200 ml Saft 532 kcal; 11,1 g Fett	1 Portion *Hähnchenpfanne mit Erdnusssoße* mit Reis (s. Rezepttipp, ½ Rezept zubereiten, Rest aufbewahren), 150 g Mango o. 150 g Ananas 515 kcal; 15,0 g Fett
1805	**1787**	**1795**	**1785**
51,6 g	**41,3 g**	**46,8 g**	**50,4 g**

	Montag	Dienstag	Mittwoch
Frühstück	1 Portion *Vorratsmüsli*, Milchkaffee mit 200 ml Milch (1,5 % F.) 386 kcal; 9,0 g Fett	*Bauernsandwich*, 250 ml Saft 400 kcal; 8,9 g Fett	*Früchtemilchshake*, 2 Vollkornzwiebäcke mit je 1 TL (10 g) Honig + 2 gehackten Walnüssen 337 kcal; 7,4 g Fett
Snack	1 Portion *Herzhaftes Olivengebäck* (eingefroren aus Woche 1) + Honig o. Konfitüre (s. Rezepttipp) 155 kcal; 3,0 g Fett	Rest *Beerenmousse* vom Vortag, Milchkaffee mit 150 ml Milch (1,5 % F.) 121 kcal; 2,4 g Fett	1 Portion *Herzhaftes Olivengebäck* (eingefroren aus Woche 1) + Honig o. Konfitüre (s. Rezepttipp) 155 kcal; 3,0 g Fett
Mittagessen	Rest *Hähnchenpfanne mit Erdnusssoße* mit Reis vom Sonntag, ½ Rezept *Beilagensalat mit Joghurtdressing*, 1 Portion *Beerenmousse* (½ Rezept zubereiten, Rest im Kühlschrank aufbewahren) 542 kcal; 18,4 g Fett	Rest *Risotto tricolore* mit 150 g Putenbrustfilet (gebraten in 1 TL Öl) 636 kcal; 16,5 g Fett	Rest *Schinken-Mais-Eintopf* (eingefroren aus Woche 1) + 2 Scheiben Vollkornbrot (à 45 g) mit je ½ TL (à 2 g) Pesto 590 kcal; 16,8 g Fett
Snack	150 g Joghurt (1,5 % F.) + 1 gewürfelter Apfel (125 g) o. 125 g Ananas o. 125 g Mango o. 85 g Weintrauben 145 kcal; 2,0 g Fett	150 g Mango o. 150 g Ananas o. 125 g Weintrauben, bestreut mit 1 gehackten Walnuss 111 kcal; 2,4 g Fett	1 probiotischer Trinkjoghurt (3,5 % F., 100 g) + 1 Apfel (125 g) o. 1 Birne (125 g) 155 kcal; 2,0 g Fett
Abendessen	1 Portion *Risotto tricolore* (½ Rezept zubereiten, Rest im Kühlschrank für Dienstag aufbewahren), 200 ml Saft + 5 Mandeln 590 kcal; 15,3 g Fett	1 Portion *Bismarckhering mit Rote-Bete-Salat* mit Brot (s. Rezepttipp), 1 Apfel (125 g) o. 1 Birne (125 g) o. 100 g Weintrauben 525 kcal; 14,4 g Fett	1 Portion *Jambalaya* (½ Rezept zubereiten, Rest für Donnerstag im Kühlschrank aufbewahren), 1 Schorle aus 125 ml Wein o. 150 ml Saft o. 1 Glas (150 ml) Bier 570 kcal; 11,1 g Fett
Zusätzlich	Pro Tag 1,5 l Trink- oder Mineralwasser oder ungesüßten Früchtetee trinken.		
kcal	**1818**	**1793**	**1807**
Fett	**47,7 g**	**44,6 g**	**40,3 g**

Donnerstag	Freitag	Samstag	Sonntag
Süßes Frühstücksbrötchen, Milchkaffee mit 100 ml Milch (1,5% F.) 431 kcal; 5,8 g Fett	1 Portion *Vorratsmüsli*, statt Milch mit 150 g Naturjoghurt (1,5% F.), 250 ml Fruchtsaft 403 kcal; 5,8 g Fett	1 Portion *Vierkorngrütze mit Aprikosen* (½ Rezept zubereiten), 1 Scheibe Knäckebrot + 1 EL (40 g) fettarmer Hüttenkäse (20% F.), 1 Milchkaffee mit 100 ml Milch (1,5% F.) 347 kcal; 6,5 g Fett	1 Portion *Pancakes mit Räucherlachs* (eingefroren aus Woche 1), 150 ml Saft 413 kcal; 11,3 g Fett
85 g Weintrauben, gemischt mit 150 g Joghurt (1,5% F.) 135 kcal; 2,0 g Fett	2 Scheiben Vollkornzwieback, 1 x mit 1 TL (10 g) Honig, 1 x mit 1 TL Butter (5 g) 133 kcal; 6,0 g Fett	85 g Weintrauben, gemischt mit 150 g Joghurt (1,5% F.) + 1 EL (10 g) gerösteten Buchweizen 160 kcal; 2,0 g Fett	1 Scheibe Vollkornbrot (45 g) + ½ TL (2 g) Tomatenmark + 1 Scheibe (30 g) Schnittkäse (max. 10% F.i.Tr.) 135 kcal; 2,0 g Fett
Rest *Jambalaya* vom Mittwoch, 10 Mandeln (15 g) 590 kcal; 19,4 g Fett	1 Portion *Marokkanische Kichererbsensuppe mit Früchten* (Rest im Kühlschrank aufbewahren), 1 Scheibe Vollkornbrot (45 g) + 1 TL (5 g) Butter, 1 Schorle aus 100 ml Saft 553 kcal; 13,4 g Fett	1 Portion *Schweineschnitzel in Senfsoße mit Kartoffelbrei* (Rest im Kühlschrank aufbewahren), 1 Portion *Beilagensalat mit Vinaigrette* (½ Rezept zubereiten) 556 kcal; 17,9 g Fett	½ Rezept *Nudelsalat mit Pesto*, ½ Rezept *Herbstlicher Obstsalat* 550 kcal; 13,0 g Fett
1 Scheibe Knäckebrot mit 1 TL (10 g) Nussnougatcreme, 2 Pflaumen (20 g) 93 kcal; 3,0 g Fett	150 g Mango o. 150 g Ananas o. 125 g Weintrauben mit 1 gehackten Walnuss 122 kcal; 2,4 g Fett	1 Portion *Herzhaftes Olivengebäck* (eingefroren aus Woche 1) + Honig o. Konfitüre (s. Rezepttipp) 155 kcal; 3,0 g Fett	1 Scheibe Vollkornbrot (45 g) + ½ TL (2 g) Tomatenmark + 1 Scheibe (30 g) Schnittkäse (max. 10% F.i.Tr.) 135 kcal; 2,0 g Fett
½ Rezept *Spiralnudeln mit Paprika-Oliven-Soße*, 1 probiotischer Trinkjoghurt (3,5% F., 100g) 549 kcal; 14,4 g Fett	Dopp. Portion *Knoblauch-Garnelen-Salat* 600 kcal; 16,4 g Fett	1 Portion *Marokkanische Kichererbsensuppe mit Früchten* vom Freitag, 1 Scheibe Vollkornbrot (45 g) + 1 TL (5 g) Butter, 1 Schorle aus 150 ml Saft 583 kcal; 13,4 g Fett	Rest *Schweineschnitzel in Senfsoße mit Kartoffelbrei*, 1 Apfel (125 g) o. 1 Birne (125 g) 570 kcal; 15,0 g Fett
1798	**1811**	**1801**	**1803**
44,6 g	**44,0 g**	**42,8 g**	**43,3 g**

Kapitel 4

100 Rezepte für das **alli** Programm

Frühstück

Rezepte

Beerenquarkcreme

▶ **316 kcal und 4,8 g Fett pro Portion**

Reichlich Eiweiß aus Quark und Flocken sorgt für die nötige Sättigung und kurbelt die Fettverbrennung an. Die Mandeln enthalten außerdem gesunde Fettsäuren, die Beeren reichlich Vitamin C für starke Abwehrkräfte.

Portionen: 1
Zubereitungszeit: 5 Minuten
Garzeit: 0 Minuten

Zutaten

60 g TK-Beeren, angetaut
½ Apfel, mit Schale geraspelt
125 g Magerquark, aufgeschlagen mit einem Schuss Mineralwasser
1 EL (15 g) Honig
1 EL (20 g) Dinkelflocken
1 TL (5 g) ungeschälte Mandeln, gehackt

Zubereitung

1. Beeren und Apfelraspel unter den Quark mischen und mit Honig süßen.
2. Zum Schluss die Dinkelflocken unter den Quark rühren und die Mandeln als Topping darüberstreuen. Sofort essen.

Nährwertanalyse pro Portion

Brennwert (kcal)	316
Eiweiß (g)	21,0
Kohlenhydrate (g)	45,3
Fett (g)	4,8

TIPP

Sie können natürlich auch frische Beeren verwenden. Auch lecker: Etwas abgeriebene Schale und 2 TL Saft 1 Bio-Zitrone unter den Quark mischen. Wenn Sie morgens noch keinen Bissen hinunterbekommen, bereiten Sie den Quark einfach in einem gut verschließbaren Gefäß zu und nehmen ihn mit zur Arbeit. Dinkelflocken und Mandeln separat aufbewahren und erst kurz vor dem Essen zum Quark geben.

Bauernsandwich

▶ **282 kcal und 8,9 g Fett pro Portion**

Durch die Halbfett-Margarine ist das Sandwich ein leichtes Frühstück. Die Tomate liefert gesundes Lycopin – das schützt Haut und Gefäße.

Portionen: 1
Zubereitungszeit: 5 Minuten
Garzeit: 0 Minuten

Zutaten

2 Scheiben Grahambrot (à 45 g)
1 TL (5 g) Halbfett-Margarine
1 Scheibe Lyoner (30 g)
1 kleine Tomate (35 g), in Scheiben geschnitten
1 Salatblatt

Zubereitung

1. Beide Brotscheiben mit der Margarine bestreichen.

2. Auf eine Scheibe das Salatblatt legen, die Lyoner daraufgeben, diese mit den Tomatenscheiben belegen und mit der anderen Brotscheibe bedecken.

Nährwertanalyse pro Portion

Brennwert (kcal)	282
Eiweiß (g)	11,6
Kohlenhydrate (g)	38,3
Fett (g)	8,9

TIPP

Statt Brot eignet sich auch 1 Vollkornbrötchen. Das Sandwich ist auch ideal für unterwegs oder zum Mitnehmen ins Büro. Die Lyoner können Sie gegen 1 Scheibe Käse (30 g, max. 40% Fett i. Tr.), 2 Scheiben gekochten Schinken (à 30 g) oder Putenbrust (à 30 g) austauschen. Wenn Sie mögen, können Sie die Tomate auch so dazu essen.

Auch lecker: 2 TL (15 g) magerer Frischkäse (max. 10% Fett) oder 2 TL (16 g) Senf oder Tomatenmark statt Halbfett-Margarine.

Croissant mit Fruchtaufstrich

285 kcal und 15,2 g Fett pro Portion

Der Fruchtaufstrich macht das Croissant zum leichten Start in den Tag. Die Johannisbeeren liefern reichlich Kalium, das beim Entwässern hilft. Die Mango ist reich an Beta-Karotin für gesunde Haut und Augen. Der Fruchtaufstrich eignet sich besonders für das Sonntagsfrühstück mit der Familie.

Portionen: 1
Zubereitungszeit: 5 Minuten
Garzeit: 0 Minuten

Zutaten
Für den Fruchtaufstrich (ca. 300 g, 10 Portionen):
125 g Johannisbeeren (frisch oder TK), vom Stiel gelöst bzw. angetaut
125 g Mango, geschält und grob zerkleinert
100 g Instant-Gelierzucker

Pro Portion:
1 Croissant (45 g)
1 EL Fruchtaufstrich
1 Milchkaffee mit 150 ml Milch (1,5% Fett)

Obst nach Wahl:
1 schmale Spalte Ananas (50 g) oder 40 g Weintrauben oder 75 g Melone oder 30 g Maracuja oder 1 Mandarine

Zubereitung

1. Die Früchte zusammen mit dem Gelierzucker in einen Mixer geben und ca. 45 Sekunden gut mixen, bis der Zucker

sich gelöst hat. Dann den Fruchtaufstrich in ein verschließbares Gefäß füllen.

2. Das Croissant der Länge nach aufschneiden und mit dem Fruchtaufstrich bestreichen.
3. Zum Croissant den Milchkaffee trinken und das Obst essen.

Nährwertanalyse pro Portion

Brennwert (kcal)	285
Eiweiß (g)	3,5
Kohlenhydrate (g)	33,0
Fett (g)	15,2

TIPP

Alternativ zur Mango schmecken auch 125 g Beeren (frisch oder TK) oder 1 Nektarine (125 g) oder 1 Pfirsich (125 g). Statt Fruchtaufstrich können Sie auch 1 EL (15 g) Honig oder 1 EL (15 g) Pflaumenmus oder 1 TL (5 g) Halbfett-Margarine verwenden. Sie können auch Konfitüre aus dem Supermarkt nehmen, 1 EL (15 g) ist auch hier erlaubt.

INFO

Fruchtaufstrich mit Instant-Gelierzucker muss nicht gekocht werden und geht daher ganz schnell. Einfach das Obst mit dem Gelierzucker ca. 45 Sekunden mit einem Pürierstab oder Mixer pürieren, fertig ist der Fruchtgenuss. Der Aufstrich hält sich im Kühlschrank ca. zehn Tage.

Früchtemilchshake

▶ **223 kcal und 2,6 g Fett pro Portion**

Ein appetitlicher Wachmacher, der gut rutscht und Sie mit Kalzium, B-Vitaminen und Vitamin C versorgt.

Portionen: 1
Zubereitungszeit: 5 Minuten
Garzeit: 0 Minuten

Zutaten für ca. 300 ml

150 g fettarmer Joghurt (1,5 % Fett)
2 Passionsfrüchte (40 g), die Samen in ein Sieb löffeln, den Saft auspressen
60 ml Orangensaft, (1 kleine Orange), frisch gepresst
1 mittelgroße Banane (100 g)

Zubereitung

1. Alle Zutaten in den Mixer geben und glatt pürieren.
2. Sofort servieren.

Nährwertanalyse pro Portion

Brennwert (kcal)	223
Eiweiß (g)	9,9
Kohlenhydrate (g)	38,2
Fett (g)	2,6

TIPP

Wenn Sie die Orange in Stückchen und das Innere der Passionsfrucht ungesiebt pürieren, bleiben Sie durch die zusätzlichen Ballaststoffe länger satt. Statt Banane können Sie auch 1 Birne (150 g) oder 1 Apfel (150 g) nehmen, sie schmecken genauso gut.

INFO

Im Kühlschrank 24 Stunden haltbar, allerdings können die Schichten sich dabei wieder trennen. Deshalb vor dem Trinken gut schütteln oder noch einmal umrühren.

Rührei auf Toast

337 kcal und 11,7 g Fett pro Portion

Das Eiweiß aus dem Ei und das Vollkorn im Toast ergänzen sich sehr gut – beides zusammen sorgt für eine lange Sättigung. Das Lycopin der Tomaten schützt Herz und Gefäße vor schädlichen freien Radikalen.

Portionen: 1
Zubereitungszeit: 5 Minuten
Garzeit: 10 Minuten

Zutaten

1 Ei (M)
25 ml Milch (1,5 % Fett)
2 TL (10 g) Halbfett-Margarine (40 % Fett) oder Halbfett-Butter
4–5 Kirschtomaten, halbiert
2 Scheiben Vollkorntoast (72 g)
Pfeffer
Salz

Zubereitung

1. Ei und Milch mit etwas Pfeffer und Salz gut verschlagen.
2. 1 TL Margarine in einer beschichteten Pfanne schmelzen lassen.
3. Das Ei in die Pfanne geben, die Tomatenhälften zufügen, mit Salz und Pfeffer abschmecken und langsam stocken lassen, dabei immer wieder umrühren.
4. Die restliche Margarine auf den Toastscheiben verteilen und den Toast zum Rührei essen.

Nährwertanalyse pro Portion

Brennwert (kcal)	337
Eiweiß (g)	15,6
Kohlenhydrate (g)	38,0
Fett (g)	11,7

TIPP

Wenn Sie nur 1 Scheibe Brot essen, dürfen Sie stattdessen noch 1 Apfel oder 1 Birne oder 100 g Weintrauben dazu essen oder 150 ml Fruchtsaft trinken.

INFO

Statt die Tomaten unterzumischen, können Sie sie auch roh zum Rührei essen.

Süßes Frühstücksbrötchen

375 kcal und 4,3 g Fett pro Portion

Die Ballaststoffe aus dem Brötchen machen lange satt und kurbeln die Verdauung an. Der Fruchtaufstrich ist im Nu zubereitet und eine gesunde Alternative zu den herkömmlichen, oft sehr süßen Konfitüren.

Portionen: 1
Zubereitungszeit: 5 Minuten
Garzeit: 0 Minuten

Zutaten

4 getrocknete Soft-Aprikosen, grob zerkleinert
4–5 EL Orangensaft
1 Vollkornbrötchen
2 EL Magerquark
1 TL Sesamsamen
50 g frische oder TK-Beeren nach Wahl, gewaschen bzw. aufgetaut

Zubereitung

1. Die getrockneten Aprikosen und den Orangensaft mit dem Pürierstab cremig mixen, evtl. noch etwas Saft zugeben.
2. Das Vollkornbrötchen halbieren, den Magerquark auf den Hälften verteilen und den Fruchtaufstrich darübergeben, mit Sesam bestreuen.
3. Zum Schluss die Beeren auf dem Fruchtaufstrich verteilen.

Nährwertanalyse pro Portion

Brennwert (kcal)	375
Eiweiß (g)	17,6
Kohlenhydrate (g)	63,2
Fett (g)	4,3

TIPP

Statt Aprikosen können Sie auch getrocknete Mangos nehmen. Diese müssen Sie aber bereits am Abend vorher in dem Saft einweichen. Sie können auch getrocknete Soft-Pflaumen wählen, die Sie mit Apfelsaft pürieren. Wenn Sie nur normale getrocknete Pflaumen bekommen, diese wie die Mango über Nacht einweichen. Die Beeren können Sie nach Belieben mit 20 g Banane oder ½ Kiwi austauschen. Statt Brötchen schmecken auch 2 Scheiben Vollkornbrot (à 45 g) oder 3 Knäckebrotscheiben (à 10 g).

INFO

Nach einiger Zeit quellen die Aprikosen nach, und der Fruchtaufstrich wird dicker. Dann einfach etwas Wasser zugeben.

Vierkorngrütze mit Aprikosen

260 kcal und 3,0 g Fett pro Portion

Ein appetitlicher, cremiger Frühstücksbrei, der den Blutzuckerspiegel nur langsam ansteigen lässt und den Heißhunger gut in Schach hält. Wenn Sie keine Vierkornflocken bekommen, können Sie stattdessen Hafer- oder Dinkelflocken verwenden. Falls das Rezept nur für Sie allein gedacht ist, können Sie es leicht halbieren.

Portionen: 2
Zubereitungszeit: 1 Minute
Garzeit: 5 Minuten

Zutaten
60 g getrocknete Aprikosen
100 g Vierkornflocken
200 ml Milch (1,5 % Fett)

Zubereitung

1. Aprikosen hacken und mit den Frühstücksflocken und der Milch in einen Topf geben.
2. Das Ganze langsam zum Kochen bringen und 2 bis 3 Minuten bei leichter Hitze kochen und eindicken lassen, dabei häufig umrühren.
3. Sofort servieren.

Nährwertanalyse pro Portion

Brennwert (kcal)	260
Eiweiß (g)	10,3
Kohlenhydrate (g)	50,3
Fett (g)	3,0

TIPP

Statt der getrockneten Aprikosen können Sie auch getrocknete Pflaumen verwenden. Wenn Sie möchten, können Sie stattdessen auch 1 geraspelten Apfel unter den Brei mischen. Mögen Sie es lieber süß? Dann dürfen Sie den Brei pro Portion auch mit 1 TL (10 g) Honig oder 1 TL Apfeldicksaft süßen. Dann müssen Sie für das Frühstück 292 kcal, 10,3 g Eiweiß, 58,3 g Kohlenhydrate und 3,0 g Fett berechnen. Wenn der Brei abkühlt, evtl. einen Schuss Wasser oder Saft zugeben.

INFO

Zum sofortigen Verzehr gedacht.

Vorratsmüsli

▸ **291 kcal und 6,0 g Fett pro Portion**

Das Müsli ist ohne großen Aufwand zubereitet und reicht für mehrere Tage – so sparen Sie morgens Zeit. Haferflocken enthalten wichtiges Eisen für den Sauerstofftransport zu den Zellen, ihr reichlicher Magnesiumgehalt sorgt für leistungsstarke Muskeln.

Portionen: 12
Zubereitungszeit: 10 Minuten
Garzeit: 0 Minuten

Zutaten
Für das Müsli (12 Portionen):
150 g Haferflocken
100 g Buchweizen, geröstet
75 g ungezuckerte Cornflakes
10 getrocknete Aprikosen (60 g), klein gewürfelt
4 EL (40 g) Kokosflocken

Pro Portion:
3–4 EL (35 g) Müsli
150 ml Milch (1,5 % Fett)
1 Portion Obst nach Wahl:
125 g Beeren oder
1 Banane (125 g) oder
60 g Mango oder
70 g Weintrauben oder
100 g Ananas,
in mundgerechten Stücken

Zubereitung

1. Haferflocken und Buchweizen in einer beschichteten Pfanne ohne Öl anrösten, bis das Gemisch anfängt zu duften. Dabei ständig umrühren. Abkühlen lassen.
2. Cornflakes, Aprikosenwürfel und Kokosflocken unter den Haferflocken-Buchweizen-Mix mischen und alles in ein gut verschließbares Gefäß geben.
3. Pro Portion die erlaubte Menge Müsli in ein Schälchen füllen, mit der Milch übergießen und das Obst dazugeben. Sofort essen.

Nährwertanalyse pro Portion

Brennwert (kcal)	291
Eiweiß (g)	9,2
Kohlenhydrate (g)	48,4
Fett (g)	6,0

TIPP

Statt Aprikosen schmecken auch getrocknete Pflaumen; verwenden Sie wenn möglich die Soft-Varianten – sie sind weicher. Wenn Sie mögen, können Sie die Cornflakes durch ungezuckertes Popcorn aus 30 g Maiskörnern oder durch 30 g ungesüßte Amarantpops (Bioladen) ersetzen. Eine Alternative zu Haferflocken sind Dinkelflocken. Statt der Kokosflocken können Sie auch Sesamsamen verwenden, diese dann zusammen mit den Haferflocken und dem Buchweizen anrösten.

Suppen

Rezepte

Erbsensuppe mit Pestobaguette

▶ **170 kcal und 5,5 g Fett pro Portion**

Ganz einfach zuzubereiten und reich an Vitamin C – das die Abwehrkräfte stärkt! Das Baguette mit Pesto sorgt für lang anhaltende Sättigung.

Portionen: 2
Zubereitungszeit: 10 Minuten
Garzeit: 10 Minuten

Zutaten
2 TL Rapsöl
4 Frühlingszwiebeln (80 g), grob gehackt
450 g grüne TK-Erbsen, aufgetaut
600 ml Gemüsebrühe
Salz
Pfeffer

Für die Brotauflage:
100 g Baguette, in 4 Scheiben
2 gestrichene EL Pesto (20 g)

Zubereitung

1. Das Öl in einer beschichteten Pfanne erhitzen. Frühlingszwiebeln nicht zu heiß anbraten. Nach ein paar Minuten Erbsen, Wasser und Brühe hinzufügen und die Suppe aufkochen.
2. Danach zugedeckt 5 Minuten köcheln lassen, dann vom Herd nehmen und gründlich pürieren, mit Salz und Pfeffer abschmecken.

3. In der Zwischenzeit das Brot kross toasten und dünn mit Pesto bestreichen.
4. Zum Servieren die Suppe auf Suppenschalen verteilen und mit Pestobaguette servieren.

Nährwertanalyse pro Portion

Brennwert (kcal)	170
Eiweiß (g)	8,8
Kohlenhydrate (g)	22,1
Fett (g)	5,5

TIPP

Ohne das Pestobaguette hat die Suppe nur 75 kcal und 2,6 g Fett pro Portion.

INFO

In einem luftdichten Behälter ist die Suppe gekühlt zwei Tage haltbar. Sie ist aber auch zum Einfrieren geeignet. Statt Baguette können Sie auch Vollkorntoast nehmen.

Kürbissuppe

254 kcal und 11,0 g Fett pro Portion

Kürbis enthält viel Beta-Karotin, die pflanzliche Vorstufe von Vitamin A, und trägt damit zum Zellschutz bei, da es freie Radikale unschädlich macht.

Portionen: 2
Zubereitungszeit: 15 Minuten
Garzeit: 20 Minuten

Zutaten

2 TL Olivenöl
1 Zwiebel, fein gewürfelt
1 TL Ingwer, gemahlen
1 TL Kümmel, gemahlen
1 kg Kürbis, geschält, entkernt und gewürfelt (oder Hokkaidokürbis, ungeschält)
500 ml Gemüsebrühe
20 g Kürbiskerne
Salz
Pfeffer
Muskatnuss, gemahlen
100 g Crème légère

Zubereitung

1. Das Öl in einer großen, beschichteten Pfanne erhitzen und die Zwiebel samt Kürbis darin andünsten.
2. Gewürze zugeben, dann die Brühe angießen. Alles zum Kochen bringen, zudecken und 15 bis 20 Minuten leicht kochen lassen, bis der Kürbis weich wird.
3. Inzwischen die Kürbiskerne in einer Pfanne ohne Fett rösten, bis sie duften.

4. Die Suppe gründlich pürieren und mit Salz, Pfeffer und Muskat würzen.
5. Crème légère direkt vor dem Servieren unterrühren. Die Kürbiskerne darüberstreuen.

Nährwertanalyse pro Portion

Brennwert (kcal)	254
Eiweiß (g)	11,0
Kohlenhydrate (g)	26,7
Fett (g)	11,0

TIPP

Mit 1 Vollkornbrötchen, jede Hälfte jeweils mit 1 EL Magerquark (30 g) bestrichen und mit Gurkenscheiben belegt, wird die Suppe zu einem schmackhaften Mittagessen mit 432 kcal und 12,1 g Fett.

INFO

Im luftdichten Behälter hält sich die Suppe im Kühlschrank zwei bis drei Tage. Sie ist auch zum Einfrieren geeignet. Statt Kürbiskernen passen auch Mandelblättchen oder Sesamsamen.

Marokkanische Kichererbsensuppe mit Früchten

370 kcal und 8,6 g Fett pro Portion

Die aromatische Vielfalt und die Kombination von pikant und süß macht diese Suppe zu einem besonderen Geschmackserlebnis. Kichererbsen und getrocknete Aprikosen liefern außerdem viele Ballaststoffe, die den Blutzuckerspiegel nur langsam ansteigen lassen und so für langanhaltende Sättigung sorgen.

Portionen: 2
Zubereitungszeit: 15 Minuten
Garzeit: 30 Minuten

Zutaten

1 EL Olivenöl
2 Zwiebeln, fein gehackt
3 Knoblauchzehen, zerdrückt
1 TL gemahlener Zimt
½ TL Chilipulver
2 TL gemahlener Kümmel
400 g Kichererbsen (Dose), abgetropft
600 ml Gemüsebrühe
150 g getrocknete Aprikosen, grob gehackt
Schale von 1 unbehandelten Orange, gerieben
150 ml Orangensaft (oder frisch gepresster Saft von 2 Orangen)
Saft von 1 Zitrone (20–30 ml)
75 g TK-Spinat, aufgetaut

Zubereitung

1. Olivenöl in einem großen, beschichteten Topf erhitzen und Zwiebel und Knoblauch darin anbraten.

2. Gewürze hinzufügen und 1 bis 2 Minuten mitbraten; etwas Wasser dazugießen, falls sie anzubrennen drohen. Alle übrigen Zutaten hinzugeben und aufkochen. Zugedeckt unter gelegentlichem Umrühren 20 bis 25 Minuten leicht kochen lassen.
3. Die Suppe schmeckt stückig oder leicht püriert am besten. Wenn sie zu dick ausfällt, mit etwas kochendem Wasser aufgießen.
4. Sofort servieren.

Nährwertanalyse pro Portion

Brennwert (kcal)	370
Eiweiß (g)	16,4
Kohlenhydrate (g)	60,6
Fett (g)	8,6

TIPP

Anstatt den Zitronensaft mitzukochen, können Sie ihn auch erst beim Servieren zugeben.

INFO

Die Suppe ist zum Einfrieren geeignet und im Kühlschrank maximal drei Tage haltbar. Denken Sie daran, dass das Vitamin C bei längerer Lagerung zerfällt. Wenn Sie die Suppe also nicht innerhalb von zwei Tagen essen, ist Einfrieren die bessere Lösung.

Schinken-Mais-Eintopf

▶ **320 kcal und 13,2 g Fett pro Portion**

Diese Suppe ist eher eine vollständige Mahlzeit als eine Vorspeise. Sie ist schön bunt, einfach und lecker! Mais enthält viel Folsäure, ein Vitamin, das für die Zellteilung wichtig ist.

Portionen: 2
Zubereitungszeit: 5 Minuten
Garzeit: 30 Minuten

Zutaten

100 g magerer gekochter Hinterschinken ohne Fettränder, gewürfelt
1 große oder 2 kleine Frühlingszwiebeln (30 g), gehackt
250 g Kartoffeln, geschält und klein gewürfelt
150 g Mais (Dose)
300 ml Gemüsebrühe
Lorbeerblätter
1 gehäufter EL Crème légère (40 g)
300 ml Gemüsebrühe
1 TL frische Petersilie, gehackt
Salz
Pfeffer

Zubereitung

1. Schinken in einer großen, beschichteten Pfanne anbraten.
2. Dann Frühlingszwiebeln und Kartoffelwürfel hinzugeben. Mais, Gemüsebrühe und Lorbeerblätter unterrühren und zum Kochen bringen.
3. Etwa 20 Minuten kochen lassen, bis die Kartoffeln gar sind und zu zerfallen beginnen.

4. Vom Herd nehmen und nach Geschmack mit Crème légère, Petersilie, Salz und Pfeffer würzen. Lorbeer herausfischen.
5. Sofort servieren.

Nährwertanalyse pro Portion

Brennwert (kcal)	320
Eiweiß (g)	15,2
Kohlenhydrate (g)	37,0
Fett (g)	13,2

TIPP

Mit 1 Brötchen wird die Suppe zu einer vollständigen Mahlzeit (453 kcal und 13,9 g Fett). Sie können den Schinken auch durch 2 kleine, wachsweich gekochte Eier oder durch 150 g Krabben ersetzen.

INFO

Im Kühlschrank ist die Suppe maximal zwei Tage haltbar. Sie ist nicht zum Einfrieren geeignet.

Tomatencremesuppe

▸ **222 kcal und 12,6 g Fett pro Portion**

Diese Suppe lässt sich gut vorbereiten und im Kühlschrank oder Gefrierschrank aufbewahren. Ohne die Crème légère sinkt der Fettgehalt, rechnen Sie dann nur noch mit 136 kcal und 3,6 g Fett. Als Beilage eignen sich Croûtons aus getoastetem Brot.

Portionen: 2
Zubereitungszeit: 5 bis 10 Minuten
Garzeit: 25 Minuten

Zutaten

1 TL Olivenöl
1 Zwiebel, fein gehackt
2 Stangen Staudensellerie (75 g), in Scheiben geschnitten
250 g reife Kirschtomaten
1 TL Honig
400 g passierte Tomaten
350 ml Gemüsebrühe
Salz
Pfeffer
100 g Crème légère

Zubereitung

1. Das Öl in einem großen, beschichteten Topf erhitzen und Zwiebel und Sellerie unter häufigem Umrühren anbraten.
2. Kirschtomaten waschen und mit dem Honig in den Topf geben, etwa 10 Minuten schmoren lassen, bis die Tomaten aufgeplatzt sind. Dann die passierten Tomaten hinzugeben, mit Salz und Pfeffer würzen.

3. Aufkochen, zudecken und bei niedriger Hitze 5 Minuten kochen lassen.
4. Glatt pürieren. Wenn die Suppe ganz fein sein soll, durch ein grobes Sieb streichen. Nun mit der Brühe auf Suppenstärke verdünnen.
5. Zum Schluss die Crème légère unterrühren und sofort servieren.

Nährwertanalyse pro Portion

Brennwert (kcal)	222
Eiweiß (g)	6,2
Kohlenhydrate (g)	22,8
Fett (g)	12,6

TIPP

Dazu passt 1 Brötchen, jede Hälfte jeweils mit 1 EL Magerquark (30 g) bestrichen und etwas knackigem Sellerie belegt: 400 kcal und 13,6 g Fett. Mit Croûtons aus 2 gewürfelten Toasts: 392 kcal und 15,0 g Fett. Oder 1 Scheibe Vollkornbrot mit 1 Scheibe fettarmem Schnittkäse (30 % Fett i. Tr.) belegen und im Ofen bei 200 Grad backen, bis der Käse geschmolzen ist: 383 kcal und 17,8 g Fett.

INFO

Im Kühlschrank zwei bis drei Tage haltbar. Die Suppe ist auch zum Einfrieren geeignet.

Salate

Rezepte

Beilagensalat mit 2 verschiedenen Dressingvarianten

- **56 kcal und 5,1 g Fett pro Portion mit Vinaigrette**
- **61 kcal und 3,3 g Fett pro Portion mit Joghurtdressing**

Diesen Beilagensalat können Sie zusätzlich zu einer Mahlzeit essen, wenn es Ihre Tageskalorien erlauben. Grüner Salat wirkt beruhigend und schlaffördernd.

Anzahl der Portionen: 2
Zubereitungszeit: 5 Minuten
Garzeit: 0 Minuten

Zutaten

2 Handvoll grüner Salat (z.B. Eisberg-, Kopf- oder Endiviensalat), gewaschen, grob zerteilt

1 Handvoll rohes, klein geschnittenes Gemüse (z.B. Tomaten, Paprika, Frühlingszwiebel, Salatgurke)

Für die Vinaigrette:

1 EL Raps- oder Olivenöl
2 EL Balsamico
1 TL Senf
2–3 EL Instant-Gemüsebrühe
Salz
Pfeffer

Für das Joghurtdressing:

150 g Joghurt (1,5% Fett)
1 TL Rapsöl
Salz, Pfeffer
1 EL getr. Salatkräuter

Zubereitung

1. Salat und Gemüse in eine Salatschüssel geben.
2. Für das Dressing die jeweiligen Zutaten gut verrühren und mit dem Salat mischen.

Nährwertanalyse pro Portion mit Vinaigrette

Brennwert (kcal)	56
Eiweiß (g)	1,1
Kohlenhydrate (g)	0,9
Fett (g)	5,1

Nährwertanalyse pro Portion mit Joghurtdressing

Brennwert (kcal)	61
Eiweiß (g)	3,5
Kohlenhydrate (g)	3,8
Fett (g)	3,3

TIPP

In das Joghurtdressing können Sie statt Kräuter auch 1 TL Tomatenmark geben. Machen Sie das Dressing auf Vorrat und bewahren Sie es im Kühlschrank auf, dann ist der Salat ganz schnell gemacht.

Bulgursalat mit Thunfisch und Oliven

410 kcal und 8,5 g Fett pro Portion

Bulgur ist eine orientalische Spezialität und wird aus geschälten ganzen Weizenkörnern hergestellt, grob gebrochen und wie Reis und Couscous gegart. Er enthält noch den Getreidekeim und liefert daher hochwertiges Eiweiß.

Portionen: 1
Zubereitungszeit: 5 Minuten
Garzeit: 15 Minuten

Zutaten

50 g Bulgur
Salz
2 Frühlingszwiebeln, gehackt
¼ grüne Paprika (40 g), gewürfelt
Saft von ½ Zitrone
120 g in Wasser eingelegter Thunfisch
20 g schwarze Oliven, entsteint und in Scheiben geschnitten
1 gehäufter TL Tomatenmark (10 g)

Zubereitung

1. Den Bulgur mit 100 ml Wasser und etwas Salz aufkochen und etwa 15 Minuten bei kleiner Hitze ausquellen lassen.
2. Thunfisch, Zwiebeln, schwarze Oliven und gewürfelte Paprika vermengen.
3. Tomatenmark und Zitronensaft verrühren und unter den

Bulgur heben. Den Salat in eine große Schüssel geben und mit den anderen Zutaten mischen.

4. Sofort servieren oder zum späteren Verzehr kalt stellen.

Nährwertanalyse pro Portion

Brennwert (kcal)	410
Eiweiß (g)	46,5
Kohlenhydrate (g)	37,3
Fett (g)	8,5

TIPP

Anstelle von Tomatenmark können Sie auch die gleiche Menge Pesto verwenden und ein paar Basilikumblätter zum Salat geben: dann noch 47 kcal und 5,9 g Fett dazurechnen. Statt Bulgur können Sie auch Couscous verwenden. Dieser ist vorgegart, muss also nicht gekocht werden – einfach mit 75 ml kochender Gemüsebrühe übergießen.

INFO

Bulgur bekommen Sie im Bioladen oder in türkisch-orientalischen Lebensmittelgeschäften. Wenn er länger steht, quillt er nach. Dann etwas Flüssigkeit zugeben.

Fruchtiger Krautsalat

▶ **446 kcal und 13,3 g Fett pro Portion**

Roher Kohl und Orangen enthalten sehr viel Vitamin C – das stärkt das Immunsystem. Weintrauben sind reich an Kalium, das wichtig für Herz, Kreislauf und Nerven ist.

Portionen: 2
Zubereitungszeit: 15 Minuten
Garzeit: 0 Minuten

Zutaten

1 Orange, geschält und in Spalten geteilt
250 g Rotkohl, in feine Streifen gehobelt
100 g Trauben, halbiert
2 EL Weißweinessig
75 g Bresaola, in Streifen geschnitten
2 EL Rapsöl
Salz
Pfeffer
2 Vollkornbrötchen (à 80 g)

Zubereitung

1. Die Orangenspalten in kleine Stücke schneiden, dabei den Saft auffangen.
2. Orangen mit Saft, Rotkohl, Trauben, Bresaola, Essig und Öl vermischen, mit Salz und Pfeffer würzen. Zum Salat 1 Vollkornbrötchen essen.

Nährwertanalyse pro Portion

Brennwert (kcal)	446
Eiweiß (g)	25,1
Kohlenhydrate (g)	54,0
Fett (g)	13,3

TIPP

Statt Rotkohl können Sie auch Weiß- oder Spitzkohl verwenden. Wenn Sie mögen, können Sie die Orange gegen 1 Apfel austauschen, Bresaola gegen Bündner Fleisch. Vegetarier nehmen nur 1 EL Öl und 25 g gehackte Walnüsse: 404 kcal und 14,5 g Fett.

Kartoffelsalat

408 kcal und 14,4 g Fett pro Portion

Dieser Kartoffelsalat ist ein Klassiker, allerdings mit deutlich weniger Kalorien und Fett als das Original. Rucola wirkt harntreibend und den Magen stärkend, Gurke enthält viel Kalium, das den Wasserhaushalt im Körper reguliert.

Portionen: 2
Zubereitungszeit: 10 Minuten
Garzeit: 30 Minuten

Zutaten

600 g festkochende Kartoffeln
Salz
1 kleine Zwiebel, gewürfelt
1 Bund Rucola
½ Salatgurke, in Stifte geschnitten
1 Ei (M), gekocht und in Achtel geschnitten
75 g Salatcreme (25 % Fett)
75 g Joghurt (1,5 % Fett)
1 EL Senf
Pfeffer

Zubereitung

1. Die Kartoffeln in Salzwasser ca. 30 Minuten kochen, dann pellen und in dünne Scheiben schneiden.
2. Kartoffeln, Zwiebel, Rucola, Gurke und Ei in eine Salatschüssel geben.
3. Salatcreme, Joghurt und Senf vermischen, mit Salz und Pfeffer abschmecken. Soße über das Gemüse geben und alles gut vermengen.

Nährwertanalyse pro Portion

Brennwert (kcal)	408
Eiweiß (g)	13,4
Kohlenhydrate (g)	54,0
Fett (g)	14,4

TIPP

Statt frischer Gurke können Sie auch 8 Gewürzgurken verwenden. Oder 1 Tomate in Stücken zugeben. Wenn Sie möchten, können Sie das gekochte Ei im Salat weglassen und so dazu essen.

Käsesalat mit roten Trauben

277 kcal und 13,4 g Fett pro Portion

Käse, Weintrauben und Bittersalat passen geschmacklich optimal zusammen. Der Käse liefert viel Kalzium für starke Knochen und Zähne, die Bitterstoffe im Salat regen die Verdauung an.

Portionen: 2
Zubereitungszeit: 10 Minuten
Garzeit: 0 Minuten

Zutaten

1 kleiner Chicorée oder Radicchio, in Streifen geschnitten
1 mittelgroße rote Grapefruit
200 g kernlose rote Trauben, gewaschen und halbiert
100 g Edamer, gewürfelt

Zubereitung

1. Salat in eine Salatschüssel geben.
2. Die Grapefruit mit einem scharfen Messer schälen und von allen weißen Schalenresten befreien. In Stücke schneiden und dabei den Saft auffangen. Grapefruit, Trauben und Käse zum Salat geben.
3. Sofort servieren.

Nährwertanalyse pro Portion

Brennwert (kcal)	277
Eiweiß (g)	15,5
Kohlenhydrate (g)	25,3
Fett (g)	13,4

TIPP

Dazu passt 1 Vollkornbrötchen (pro Portion dann insgesamt 388 kcal und 14,2 g Fett) oder als leichte Mahlzeit eine Suppe. Eine leckere Alternative zu Chicorée ist Feldsalat.

INFO

Schmeckt ganz frisch am besten, Sie können den Salat aber zum Arbeitsplatz mitnehmen.

Knoblauchgarnelensalat

▶ **300 kcal und 8,2 g Fett pro Portion**

Wenn Sie bei Salat nur an kalte Gerichte denken, sollten Sie diesen hier ausprobieren. Eine leckere Kombination aus warmen Kartoffeln mit saftigen Knoblauchgarnelen und glänzenden Granatapfelkernen. Garnelen sind reich an Vitamin B_{12}, das für das Nervensystem sehr wichtig ist. In Knoblauch ist viel Selen enthalten. Selen ist Bestandteil von Enzymen und wichtig für die Aktivierung der Schilddrüsenhormone.

Portionen: 1
Zubereitungszeit: 5 Minuten
Garzeit: 20 Minuten

Zutaten

150 g festkochende Kartoffeln
25 g Romanasalat, grob zerzupft
1 Bund Rucola, grob zerkleinert
100 g gekochte, geschälte King Prawns
30 g Granatapfelkerne oder Himbeeren
1 EL Balsamico
2 TL Olivenöl
1 Knoblauchzehe, gepresst
Salz

Zubereitung

1. Kartoffeln abbürsten und dämpfen oder kochen, bis sie gar sind. Kalt abschrecken, pellen und etwas abkühlen lassen.
2. In der Zwischenzeit Salat und Rucola auf einem Teller ar-

rangieren. Die gekochten Kartoffeln vierteln und auf den Salat setzen. Garnelen zum Salat hinzufügen und mit Granatapfelkernen bestreuen.

3. Balsamico, Olivenöl, Knoblauch und etwas Salz vermischen, den Salat damit beträufeln und sofort servieren.

Nährwertanalyse pro Portion

Brennwert (kcal)	300
Eiweiß (g)	22,6
Kohlenhydrate (g)	35,5
Fett (g)	8,2

TIPP

Perfekt abgerundet wird dieses Gericht durch 1 Glas Rosé oder Weißwein (175 ml) – rechnen Sie 131 kcal und 0 g Fett dazu. Besonders köstlich wird der Salat mit frischen Garnelen: Diese im Salatöl anbraten und heiß unterheben. Gegarte, tiefgefrorene Garnelen dagegen nur auftauen lassen. Das gilt auch für TK-Himbeeren.

INFO

Der Salat schmeckt warm am besten. Wenn Sie jedoch die Kartoffeln abkühlen lassen, ehe Sie sie mit den anderen Zutaten vermischen, ist diese Version im Kühlschrank einen Tag haltbar.

Nudelsalat mit Pesto und Huhn

440 kcal und 12,0 g Fett pro Portion

Sie mögen Pesto? Dann ist dies der richtige Salat für Sie! Pesto enthält zwar viel Fett, aber man braucht auch nicht viel davon. Achten Sie jedoch darauf, genau abzumessen.

Portionen: 2
Zubereitungszeit: 5 bis 10 Minuten
Garzeit: 12 Minuten

Zutaten

120 g Spiralnudeln (Fusilli) oder ähnliche Nudeln
Salz
160 g Mais (Dose), abgetropft
120 g Hähnchenbrustfilet, gebraten, in groben Stücken
2 Frühlingszwiebeln, gehackt (40 g)
2 gestrichene EL Pesto (30 g)
einige Basilikumblätter, zerrupft
160 g Kirschtomaten, halbiert
Pfeffer

Zubereitung

1. Nudeln nach Packungsanweisung in Salzwasser kochen. Gut abtropfen und abkühlen lassen.
2. Nudeln, Mais, Hähnchenfleisch und Zwiebeln in eine Schüssel geben. Pesto und Basilikum unterrühren und mit den Tomatenhälften belegen. Mit Salz und Pfeffer abschmecken.
3. Sofort servieren.

Nährwertanalyse pro Portion

Brennwert (kcal)	440
Eiweiß (g)	30,0
Kohlenhydrate (g)	55,6
Fett (g)	12,0

TIPP

Das Hähnchenbrustfilet können Sie entweder fertig gegart abgepackt kaufen oder frisch zubereiten. Dann in 1 TL Rapsöl braten. Für das Öl müssen Sie pro Portion noch 15 kcal und 2,0 g Fett dazurechnen.

INFO

Ohne die Tomaten hält sich der Salat im Kühlschrank 24 Stunden.

Reissalat

▶ **471 kcal und 11,8 g Fett pro Portion**

Radicchio wirkt krampflösend und stärkt den Magen. Die Walnüsse liefern wichtige Omega-3-Fettsäuren, die gut für das Gehirn und die Blutgefäße sind.

Anzahl der Portionen: 2
Zubereitungszeit: 10 Minuten
Garzeit: 20 Minuten

Zutaten

150 g Parboiled-Vollkornreis
Salz
1 unbehandelte Zitrone, Schale abgerieben und Zitrone ausgepresst
1 kleiner Radicchio, in Streifen geschnitten
2 EL Walnüsse, gehackt (15 g)
1 kleines Glas Schattenmorellen, abgetropft, Saft aufgefangen (Abtropfgewicht ca. 185 g)
1 EL Rapsöl
Pfeffer
Piment

Zubereitung

1. Den Reis in einem Topf erhitzen, mit 300 ml Wasser, etwas Salz und ½ TL abgeriebener Zitronenschale aufkochen, ca. 20 Minuten ausquellen lassen.
2. Walnüsse in einer Pfanne ohne Fett rösten, bis sie duften.
3. Reis, Radicchio, Walnüsse und Schattenmorellen in einer Salatschüssel vermengen. Ausgepressten Zitronensaft, Öl

und 4 EL Saft von den Schattenmorellen zugeben, mit Salz und Pfeffer abschmecken und alles gut verrühren.

Nährwertanalyse pro Portion

Brennwert (kcal)	471
Eiweiß (g)	8,6
Kohlenhydrate (g)	80,8
Fett (g)	11,8

TIPP

Alternativ zu Radicchio schmeckt auch Chicorée. Statt Schattenmorellen können Sie die Kerne von 1 frischen reifen Granatapfels verwenden.

Rote-Bete-Feldsalat

▶ **346 kcal und 12,1 g Fett pro Portion**

Rote Bete enthalten viel Magnesium, das für die Muskelfunktion wichtig ist, und Eisen, das bei der Blutbildung benötigt wird. Der Apfel liefert Ballaststoffe – für eine gesunde Verdauung.

Portionen: 2
Zubereitungszeit: 10 Minuten
Garzeit: 0 Minuten

Zutaten

100 g Feldsalat
2 Rote Bete (vorgekocht und eingeschweißt; ca. 250–300 g), in dünne Scheiben geschnitten
1 Apfel, gewürfelt
2 EL Walnüsse, gehackt
1 Schalotte, gewürfelt
1 EL Honig
3 EL Apfelsaft
1 EL Öl (z. B. Kürbiskernöl)
1 EL Balsamico
1 TL Senf
3 Scheiben Vollkorntoast

Zubereitung

1. Walnüsse in einer Pfanne ohne Fett rösten, bis sie duften.
2. Feldsalat, Rote Bete, Schalotte, Petersilie und Walnüsse in eine Salatschüssel geben.
3. Honig, Apfelsaft, Öl, Balsamico und Senf verrühren, über den Salat gießen und alles gut vermischen.
4. Toastbrot toasten, in Würfel schneiden und über den Salat streuen.

Nährwertanalyse pro Portion

Brennwert (kcal)	346
Eiweiß (g)	7,9
Kohlenhydrate (g)	50,1
Fett (g)	12,1

TIPP

Statt Feldsalat können Sie auch Rucola dazugeben. Sie können auch rohe Rote Bete nehmen, diese schälen und fein raspeln – vor allem im Spätsommer und Herbst, wenn es sie frisch geerntet gibt. Vorsicht: Rote Bete färben sehr stark!

Sommersalat mit Ciabatta

▶ **375 kcal und 15,2 g Fett pro Portion**

Sobald es frische Sommerfrüchte gibt, können Sie Ihren Salaten damit mehr Farbe verleihen. Das Dressing für diesen Salat ist fettfrei.

Portionen: 2
Zubereitungszeit: 10 Minuten
Garzeit 0 Minuten

Zutaten

30 g Romana- oder Eisbergsalat, gewaschen
1 Bund Rucola, gewaschen und grob zerkleinert
2 Frühlingszwiebeln, in Ringen
4 Kirschtomaten, halbiert
½ rote Paprika (80 g), gewürfelt
50 g fettarmer Feta
20 g Walnusskerne, auf Wunsch ohne Fett geröstet
85 g schwarze Johannisbeeren, Erdbeeren oder Himbeeren
1 EL Balsamico
140 g Ciabatta

Zubereitung

1. Salatblätter und Rucola in eine Salatschüssel geben. Frühlingszwiebeln, Tomaten und Paprika hinzufügen. Feta darüberkrümeln, Walnüsse und Beeren hinzugeben.
2. Mit Balsamico beträufeln und mit dem Brot servieren.

Nährwertanalyse pro Portion

Brennwert (kcal)	375
Eiweiß (g)	15,0
Kohlenhydrate (g)	45,3
Fett (g)	15,2

TIPP

Ciabatta durch 50 g Vollkornbrot oder -brötchen pro Portion ersetzen; 280 kcal und 12,3 g Fett.

INFO

Wenn Sie Balsamico-Glace zu Hause haben, können Sie diese statt einfachem Balsamico-Essig verwenden. Den Salat am besten sofort servieren, damit Vitamine und Konsistenz erhalten bleiben. Statt Rucola sind auch Brunnenkresse, Portulak oder Basilikum geeignet.

Fleischgerichte

Rezepte

Chili con Carne

▶ **400 kcal und 13,0 g Fett pro Portion**

Das Lieblingsgericht vieler, hier ganz fettarm zubereitet. Wenn Sie die Jalapeños nicht mögen, können Sie sie weglassen und stattdessen Chilipulver verwenden.

Portionen: 4
Zubereitungszeit: 15 Minuten
Garzeit: 30 bis 40 Minuten

Zutaten
500 g Rindertatar
2 Zwiebeln, gewürfelt
2 Knoblauchzehen, zerdrückt
30 g Jalapeños, gehackt
400 g Tomaten (Dose), abgetropft und gewürfelt
2 EL passierte Tomaten (30 g)
400 g Kidneybohnen (Dose), abgetropft
2 EL Petersilie, gehackt
4 Scheiben Vollkornbrot (à 45 g)
Salz

Zubereitung

1. Das Hackfleisch in eine große, beschichtete Pfanne geben, salzen und anbraten, dabei mit einem Holzlöffel teilen. Wenn das Fleisch zu bräunen beginnt, Zwiebelwürfel und Knoblauch hinzufügen und etwa 15 Minuten weiterbraten.
2. Sobald das Fleisch rundum gebräunt ist, Jalapeños, Tomatenwürfel und passierte Tomaten hinzufügen und zum Kochen bringen. Kidneybohnen zugeben, zudecken und

15 Minuten garen, bis das Fleisch ganz durch ist und die Soße andickt.

3. Vor dem Anrichten mit Petersilie bestreuen. Dazu pro Portion 1 Scheibe Brot reichen.

Nährwertanalyse pro Portion

Brennwert (kcal)	400
Eiweiß (g)	36,3
Kohlenhydrate (g)	34,7
Fett (g)	13,0

TIPP

Als Beilage passt hierzu statt Brot pro Portion auch 80 g gekochter Reis, 80 g Polenta, 130 g Kartoffeln oder 80 g Süßkartoffeln.

INFO

Auch zum Einfrieren geeignet. Im Kühlschrank im luftdichten Behälter zwei bis drei Tage haltbar, beim Aufwärmen gut durcherhitzen.

Gemüse-Risotto mit Kasseler

437 kcal und 11,7 g Fett pro Portion

Möhren enthalten viel Beta-Karotin, das für eine gute Sehleistung wichtig ist. Rucola wirkt harntreibend und stärkt den Magen.

Portionen: 2
Zubereitungszeit: 10 Minuten
Garzeit: 25 Minuten

Zutaten

1 EL Rapsöl
1 Zwiebel, gewürfelt
150 g Risottoreis
500 ml Gemüsebrühe
100 g mageres rohes Kasseler, gewürfelt
1 Bund Rucola
2 Möhren (200 g), grob geraspelt
Salz, Pfeffer

Zubereitung

1. Öl in einem Topf erhitzen. Die Zwiebel und den Reis darin glasig dünsten. Die Gemüsebrühe angießen und bei geringer Hitze ca. 20 Minuten köcheln lassen.
2. Dann die Möhren untermischen und ca. 5 Minuten zugedeckt garen. Kasseler und Rucola zugeben, im Risotto aufwärmen, alles mit Salz und Pfeffer abschmecken und servieren.

Nährwertanalyse pro Portion

Brennwert (kcal)	437
Eiweiß (g)	16,2
Kohlenhydrate (g)	65,7
Fett (g)	11,7

TIPP

Statt Möhren können Sie auch Zucchini in den Risotto geben.

INFO

Risottoreis besteht aus Rund- oder Mittelkornreissorten, sie werden beim Garen außen cremig-weich, bleiben innen aber al dente. Gängige Sorten sind Arborio und Vialone.

Hackbällchen mit Kichererbsen und Couscous

505 kcal und 15,0 g Fett pro Portion

Kichererbsen enthalten sehr viel Folsäure – wichtig für die Erneuerung der Zellen. Zusammen mit dem Rindertatar liefern sie viel Eiweiß, das lange satt macht.

Portionen: 2
Zubereitungszeit: 10 Minuten
Garzeit: 20 Minuten

Zutaten

1 EL Rapsöl
1 Zwiebel, gewürfelt
400 g Tomaten (Dose)
150 g Rindertatar)
1 Ei (M
1 EL TK-Schnittlauch
Salz
Pfeffer
240 g Kichererbsen (Dose), abgetropft
160 ml Gemüsebrühe
80 g Couscous

Zubereitung

1. Öl in einer großen Pfanne erhitzen. Zwiebel darin anbraten. Dann die Tomaten mit Saft zugeben, Tomaten zerdrücken und ca. 15 Minuten köcheln lassen.
2. Inzwischen Tatar, Ei und Schnittlauch verrühren, salzen und pfeffern. Kleine Bällchen daraus formen.
3. Kichererbsen zu den Tomaten geben und verrühren. Die

Hackbällchen in die Kichererbsen-Tomaten-Soße geben und ca. 5 Minuten bei geringer Hitze ziehen lassen.

4. In der Zwischenzeit die Gemüsebrühe zubereiten, den Couscous damit übergießen und quellen lassen. Die Hackbällchen zum Couscous reichen.

Nährwertanalyse pro Portion

Brennwert (kcal)	505
Eiweiß (g)	35,8
Kohlenhydrate (g)	55,2
Fett (g)	15,0

TIPP

Statt Couscous können Sie auch 80 g rohen Vollkornreis oder normalen Reis oder 300 g gekochte Kartoffeln dazu essen.

INFO

Couscous stammt aus Nordafrika, für seine Herstellung wird Weizengrieß mit Weizenmehl vermischt, mit kaltem Salzwasser beträufelt und zu kleinen Körnern gepresst. Couscous ist bereits vorgegart und somit blitzschnell zubereitet.

Hackfleischsoße

240 kcal und 8,7 g Fett pro Portion

Eine gute Hackfleischsoße ist sehr vielseitig: Man kann sie einfrieren und in vielerlei Gerichten verwenden. Eine tolle Alternative für Kochmuffel!

Portionen: 4
Zubereitungszeit: 10 Minuten
Garzeit: 40 bis 45 Minuten

Zutaten

500 g Rindertatar
1 mittlere Zwiebel, fein gewürfelt
2 Knoblauchzehen, zerdrückt
½ rote Paprika, fein gehackt
Salz
Pfeffer
400 g Tomaten (Dose), abgetropft und gewürfelt
125 ml Rotwein
1 gehäufter EL Tomatenmark (30 g)
1 EL Basilikumblätter, gehackt

Zubereitung

1. Das Hackfleisch in eine große, beschichtete Pfanne geben und langsam erhitzen, dabei mit einem Holzlöffel teilen. Sobald das Fleisch zu bräunen beginnt, Zwiebel, Knoblauch, Paprika, etwas Salz und Pfeffer hinzugeben und langsam braten; dabei häufig wenden, bis alle Zwiebelwürfel weich sind und das Fleisch braun ist.
2. Dosentomaten, Wein und Tomatenmark hinzufügen und unter häufigem Rühren aufkochen.
3. 10 Minuten bei niedriger Hitze köcheln lassen, bis die Soße

etwas andickt. Am besten die Pfanne mit einem Spritzschutz abdecken. Zum Schluss mit Basilikum würzen.

Nährwertanalyse pro Portion

Brennwert (kcal)	240
Eiweiß (g)	27,9
Kohlenhydrate (g)	7,1
Fett (g)	8,7

TIPP

Für klassische Spaghetti bolognese servieren Sie eine Portion Hackfleischsoße zu 80 g Spaghetti (Trockengewicht) und 10 g geriebenem Parmesan: 327 kcal und 16,5 g Fett.

INFO

Im Kühlschrank hält sich die Soße zwei bis drei Tage. Auch zum Einfrieren geeignet. Beim Aufwärmen gründlich durcherhitzen.

Jambalaya

► **500 kcal und 11,4 g Fett pro Portion**

Jambalaya ist ein Gericht aus dem Süden der USA, in dem Geflügel und Fisch mit pikanter Wurst kombiniert werden. In dieser Version wird Chorizo-Wurst verwendet, die nicht nur das Öl liefert, in dem das Hähnchenfleisch und die Paprika garen, sondern auch für leckere Würze sorgt.

Portionen: 4
Zubereitungszeit: 10 Minuten
Garzeit: 25 Minuten

Zutaten
300 g Langkornreis
75 g Chorizo, gewürfelt
200 g Hähnchenbrust ohne Haut in kleinen Stücken,
1 große grüne Paprika, in Streifen
1 große rote Paprika, in Streifen
2 große Tomaten (250 g), gehäutet und grob gewürfelt
2 TL Cajun-Gewürz (kreolische Gewürzmischung)
180 g gegarte Garnelen
3 Knoblauchzehen, gepresst
Salz, Pfeffer

Zubereitung

1. Den Reis laut Packungsanweisung nach der Quellmethode mit Salz zubereiten.
2. Chorizo in einer großen, beschichteten Pfanne unter häufigem Rühren langsam erhitzen, um das Fett freizusetzen. Hähnchenfleisch hinzufügen und 3 Minuten mitbraten.

3. Paprika zugeben, kurz weiterbraten, dann Knoblauch, Tomaten und Gewürz hinzufügen.
4. Alles zusammen unter gelegentlichem Rühren weitere 10 Minuten garen.
5. Die Garnelen unter den gekochten Reis mischen, dabei ein paar Garnelen als Dekoration aufheben.
6. Den Reis zu den übrigen Zutaten geben und gründlich unterrühren, damit er von allen Seiten mit Soße überzogen ist. Mit Salz und Pfeffer würzen. Sofort servieren.

Nährwertanalyse pro Portion

Brennwert (kcal)	500
Eiweiß (g)	32,0
Kohlenhydrate (g)	71,6
Fett (g)	11,4

TIPP

Statt Chorizo können Sie auch Nürnberger Bratwürste (fettarm) verwenden. Das Cajun-Gewürz können Sie durch einen Mix aus Paprikapulver, Pfeffer, Cayennepfeffer, Thymian, Oregano und Knoblauchpulver ersetzen.

INFO

Dies ist eine komplette Mahlzeit, die Sie jedoch gern mit einem grünen Salat oder ein paar Erbsen ergänzen dürfen. Im Kühlschrank einen Tag haltbar; zum Erwärmen in der Mikrowelle gut durcherhitzen. Nicht einfrieren.

Mariniertes Schweinefilet mit Orange

176 kcal und 4,2 g Fett pro Portion

Einfach und schnell zubereitet ist dieses Gericht auch für die sommerliche Grill-Party geeignet. Wie Sojasoße ist Teriyaki sehr salzig, also lieber sparsam salzen.

Portionen: 2
Zubereitungszeit: 5 Minuten
Marinier- und Garzeit: 30 Minuten

Zutaten
250 g Schweinefilet
2 EL Teriyaki-Soße
1 große, unbehandelte Orange

Zubereitung

1. Das Schweinefilet in 1 cm dicke Scheiben schneiden.
2. Die Orangenschale abreiben, dann die Orange halbieren. Die eine Hälfte der Orange auspressen, die andere aufheben. Orangensaft und geriebene Orangenschale mit der Teriyaki-Soße mischen und über das Schweinefilet gießen. Zudecken und mindestens 20 Minuten marinieren.
3. Das Fleisch unter dem heißen Backofengrill oder auf dem Holzkohlegrill garen, dabei einmal wenden. Zum Anrichten mit Orangenschnitzen garnieren.

Nährwertanalyse pro Portion

Brennwert (kcal)	175
Eiweiß (g)	26,0
Kohlenhydrate (g)	9,1
Fett (g)	4,2

TIPP

Dazu passen gegrillte Polenta oder Couscous-Salat. Mit 250 g fertig zubereiteter, gegrillter Polenta: 295 kcal und 5,5 g Fett.

INFO

Das Fleisch können Sie auch bereits über Nacht im Kühlschrank marinieren. Ansonsten nicht längere Zeit aufheben. Statt Teriyaki passt auch Sojasoße.

Mini-Frikadellen mit Ofenkartoffeln

▶ **424 kcal und 10,9 g Fett pro Portion**

Wenn Sie mageres Hackfleisch verwenden, enthalten Frikadellen nicht viel Fett und schmecken trotzdem köstlich. Diese hier enthalten etwas Tomatenmark, doch Sie können auch mit gemischten Kräutern, Senf oder Chilipaste würzen, wenn Sie es lieber schärfer mögen.

Portionen: 4
Zubereitungszeit: 5 Minuten
Garzeit: 30 bis 40 Minuten

Zutaten

1 kg Kartoffeln
1 TL Cajun-Gewürz (kreolische Gewürzmischung)
2 EL Olivenöl
500 g Rindertatar
1 Scheibe altbackenes Brot, eingeweicht
1 gestrichener EL Tomatenmark (30 g)
4 Frühlingszwiebeln, in dünne Ringe geschnitten
Salz
Pfeffer

Zubereitung

1. Ofen auf 200 °C vorheizen.
2. Kartoffeln gründlich waschen und längs in sechs bis acht dicke Spalten schneiden. Mit Öl und Gewürz mischen. Kartoffeln auf ein mit Backpapier ausgelegtes Backblech legen und 20 Minuten in den Ofen schieben.

3. Tatar mit ausgedrücktem Brot, Tomatenmark und Zwiebeln vermischen, salzen und pfeffern. Aus der Masse acht Frikadellen formen.
4. Die Frikadellen zu den Kartoffeln auf das Blech legen, mit dem restlichen Öl beträufeln und 15 Minuten weiterbacken.

Nährwertanalyse pro Portion

Brennwert (kcal)	424
Eiweiß (g)	35,1
Kohlenhydrate (g)	44,5
Fett (g)	10,9

TIPP

Probieren Sie die Himbeersoße (S. 264) dazu: 457 kcal und 11,2 g Fett. Unbegrenzt können Sie Knabbergemüse wie Gurken, Tomaten, Bleichsellerie oder Paprika dazu essen.

INFO

Super für die große Runde – dann die Menge einfach vergrößern.

Minutensteaks auf Lauchgemüse mit Kartoffelstampf

416 kcal und 10,7 g Fett pro Portion

Die Minutensteaks sind blitzschnell gar, und das Schweinefleisch liefert hochwertiges Eiweiß für den Zellaufbau sowie B-Vitamine für das Nervensystem. Kartoffeln sind reich an Vitamin C – das stärkt die Abwehrkräfte. Ihr Kalium hilft außerdem beim Entwässern.

Portionen: 2
Zubereitungszeit: 15 Minuten
Garzeit: 20 Minuten

Zutaten

500 g mehligkochende Kartoffeln, geschält und in kleine Stücke geschnitten
1 EL Rapsöl
2 Stangen Lauch, in dünne Ringe geschnitten
Muskatnuss, gemahlen
1 EL Mehl (15 g)
250 ml Gemüsebrühe
Salz
Pfeffer
2 Minutensteaks vom Schwein (à 80 g)
100 ml Buttermilch, erwärmt

Zubereitung

1. Kartoffeln in 100 ml Wasser ca. 15 bis 20 Minuten weichkochen.
2. Inzwischen das Öl in einer Pfanne erhitzen, den Lauch zugeben, mit Mehl bestäuben und kurz anbraten. Gemüse-

brühe zugeben, salzen und pfeffern und ca. 10 Minuten bei geschlossenem Deckel dünsten.

3. Die Minutensteaks salzen, pfeffern und mit Currypulver bestäuben, auf den Lauch legen und auf jeder Seite ca. 2 Minuten gar ziehen lassen.
4. Die gekochten Kartoffeln mit einem Kartoffelstampfer zerstampfen, dabei die Buttermilch zugeben und mit Salz, Pfeffer und Muskat abschmecken. Mit dem Lauch und den Steaks servieren.

Nährwertanalyse pro Portion

Brennwert (kcal)	416
Eiweiß (g)	28,3
Kohlenhydrate (g)	49,4
Fett (g)	10,7

TIPP

Bei dem Kartoffelstampf können Sie 150 g Kartoffeln auch durch Möhren, Kohlrabi oder Kürbis ersetzen.

Moussaka

326 kcal und 14,8 g Fett pro Portion

Wer sagt, man müsse die Auberginen für Moussaka unbedingt anbraten? Im Ofen gebacken, mit einem Hauch Öl besprüht, dürfen Sie sich diesen Klassiker ruhig gönnen.

Portionen: 4
Zubereitungszeit: 35 Minuten
Garzeit: 70 Minuten

Zutaten

2 mittelgroße Auberginen, in dünnen Scheiben
400 g Rindertatar
1 Zwiebel, fein gewürfelt
Salz
1 Knoblauchzehe, zerdrückt
1 TL gemahlener Zimt
140 g pürierte Tomaten (Dose)
150 ml Rotwein
200 ml Rinderbrühe
Pfeffer
2 Eier (M)
285 ml Buttermilch
Muskatnuss, gemahlen

Zubereitung

1. Auberginenscheiben auf ein Backblech legen und leicht mit Öl besprühen. Unter dem Backofengrill grillen, bis sie goldbraun sind, einmal wenden. Aus dem Ofen nehmen und abkühlen lassen.
2. In der Zwischenzeit Hackfleisch und Zwiebelwürfel in einer großen, beschichteten Pfanne anbraten und salzen. So lange braten, bis das Fleisch gebräunt ist. Zerdrückten

Knoblauch, Zimt und Tomatenpüree hinzugeben und gut unterrühren.

3. Wein und Rinderbrühe angießen und 15 Minuten köcheln lassen; dabei gelegentlich umrühren und evtl. Wasser nachgießen, wenn die Masse zu dick wird. Mit Salz und Pfeffer würzen.
4. In eine große, flache Auflaufform erst eine Lage Hackfleischsoße, dann eine Lage Auberginen geben. Soße und Auberginen schichtweise aufbrauchen.
5. Die Eier mit der Buttermilch aufschlagen und über die Moussaka gießen. Reichlich Muskat darüberreiben.
6. Bei 180 °C backen, bis die Kruste leicht gebräunt ist (30 Minuten).

Nährwertanalyse pro Portion

Brennwert (kcal)	326
Eiweiß (g)	30,5
Kohlenhydrate (g)	13,1
Fett (g)	14,8

TIPP

Mit einer Beilage aus 40 g Basmatireis (Trockengewicht) und 90 g grünen Bohnen: 489 kcal und 15,2 g Fett. Mit 1 Scheibe Brot: 411 kcal und 15,3 g Fett.

Pikante Mangospieße

▶ **205 kcal und 5,4 g Fett pro Portion**

Ein einfaches Rezept, das auch Gästen schmeckt, besonders bei einer Grill-Party. Besorgen Sie sehr mageres Schweinefleisch, entweder gefroren und gewürfelt oder frisch vom Metzger, zum Beispiel Schweinefilet oder Lummer.

Portionen: 2
Zubereitungszeit: 30 Minuten
Garzeit: 15 Minuten

Zutaten

250 g sehr mageres Schweinefleisch (z. B. Filet)
Schale und Saft von 1 unbehandelten Limette
1 kleine Chilischote (nach Geschmack)
150 g Mango, gewürfelt
1 mittelgroße Zucchini (100 g)

Zubereitung

1. Das Fleisch in Würfel von 1,5 cm Kantenlänge schneiden.
2. Die Limettenschale fein in eine Schüssel reiben, dann den Saft auspressen und hinzufügen. Chilischote aufschneiden, von Kernen und Häuten befreien, Schote fein hacken und mit in die Schüssel geben. Salzen und pfeffern.
3. Fleischwürfel hinzugeben, mit der Marinade verrühren und zudecken. Im Kühlschrank mindestens 20 Minuten marinieren.

4. Die Zucchini in 1,5 cm dicke Scheiben schneiden. Abwechselnd Mango, Fleisch und Zucchini auf Spieße stecken. Die Stücke sollten ähnlich groß sein.
5. Auf dem Elektro- oder Holzkohlegrill garen, dabei nach der Hälfte der Zeit wenden, bis das Fleisch ganz durch ist. Je nach Hitze des Grills beträgt die Grillzeit 10 bis 12 Minuten. Sofort servieren.

Nährwertanalyse pro Portion

Brennwert (kcal)	205
Eiweiß (g)	28,2
Kohlenhydrate (g)	11,6
Fett (g)	5,4

TIPP

Als Beilage schmeckt Couscous. Mit 50 g Couscous (Trockengewicht): 288 kcal und 4,6 g Fett pro Portion. Auch gut: Kartoffelsalat (S. 104) – das Ei dann weglassen und die Salatcreme durch 75 g Joghurt (1,5 % Fett) ersetzen.

INFO

Schmeckt am besten frisch. Nicht längere Zeit lagern. Die Mango sollte reif, aber fest sein.

Rindersteak mit Champignonrahm und Polenta

▸ **479 kcal und 15,5 g Fett pro Portion**

Rindfleisch und Champignons liefern viele B-Vitamine, die für das Nervensystem wichtig sind. Das Eiweiß sorgt außerdem für eine lange Sättigung. Durch die Kondensmilch ist das Gericht nicht so reichhaltig wie mit Sahne.

Portionen: 2
Zubereitungszeit: 10 Minuten
Garzeit: 15 Minuten

Zutaten

2 Rinderfilets (à 150 g)
Salz
Pfeffer
1 EL Rapsöl
1 Zwiebel
80 g Polenta
4 EL Kondensmilch (7,5 % Fett)
300 ml Gemüsebrühe
100 ml Milch (1,5 % Fett)
400 g Champignons, in Stücke geschnitten
Alufolie zum Einwickeln

Zubereitung

1. Die Rinderfilets salzen und pfeffern. Das Öl in einer beschichteten Pfanne erhitzen und die Steaks darin auf jeder Seite ca. 2 Minuten anbraten. Herausnehmen und in Alufolie einwickeln.
2. Die Zwiebel im Fond kräftig anbraten, Champignons zugeben und unter Rühren mitbraten. Dann die Kondensmilch

angießen, salzen und Fleisch samt Saft darin noch etwas ziehen lassen.

3. Gemüsebrühe erhitzen, Polenta langsam einrühren und Milch zugeben. Aufkochen lassen und mit dem Champignonrahm und den Steaks servieren.

Nährwertanalyse pro Portion

Brennwert (kcal)	479
Eiweiß (g)	44,6
Kohlenhydrate (g)	39,5
Fett (g)	15,5

TIPP

Das Rinderfilet können Sie auch durch Schweine- bzw. Geflügelfleisch oder Rumpsteak ersetzen.

INFO

Kondensmilch ist für fettarme, cremige Soßen die perfekte Alternative zu Sahne. Sie gerinnt nicht beim Kochen und liefert im Vergleich zu Sahne (30 % Fett) deutlich weniger Fett.

Rindfleisch mit Esskastanien

► **276 kcal und 10,5 g Fett pro Portion**

Halten Sie für dieses Gericht Ausschau nach vakuumverpackten oder gefrorenen Esskastanien. Sie heißen auch Maroni und sind im Herbst im Laden erhältlich.

Portionen: 4
Zubereitungszeit: 10 Minuten
Garzeit: 90 bis 120 Minuten

Zutaten
500 g Rouladenfleisch, in Streifen
1 Zwiebel, fein gewürfelt
3 ganze Knoblauchzehen
100 g Esskastanien, vakuumverpackt
1 TL Paprikapulver (5 g)
Salz
Pfeffer
400 g passierte Tomaten
4 gehäufte EL Crème balance (7,5 % Fett; 140 g) zum Anrichten

Zubereitung

1. Ofen auf 170 °C vorheizen.
2. Fleisch, Zwiebeln, Knoblauch und Kastanien in eine große Auflaufform geben.
3. Mit Paprikapulver, Salz und Pfeffer würzen, alles gut vermengen, um die Gewürze gleichmäßig zu verteilen. Passierte Tomaten dazugießen und mit Backalufolie oder einem Deckel zudecken.
4. In den Ofen schieben und 1 ½ bis 2 Stunden garen, bis

das Fleisch zart ist, dabei ein- oder zweimal wenden. Während der letzten 20 Minuten können Sie den Deckel abnehmen, damit die Soße eindicken kann. Oder Sie zerdrücken vor dem Servieren ein paar Kastanien.

5. Zum Anrichten auf jede Portion einen gehäuften Esslöffel Crème balance setzen.

Nährwertanalyse pro Portion

Brennwert (kcal)	276
Eiweiß (g)	29,2
Kohlenhydrate (g)	16,4
Fett (g)	10,5

TIPP

Die ideale Beilage ist grünes Gemüse wie Brokkoli oder grüne Bohnen. Sie können auch ein paar Kartoffeln im Ofen mitgaren. Pro Portion sind 250 g Kartoffeln erlaubt, dann hat das Gericht 474 kcal und 10,8 g Fett. Ersatzweise 60 g Nudeln (Trockengewicht; 211 kcal, 2,1 g Fett) oder 60 g Reis (Trockengewicht; 209 kcal, 0,4 g Fett) pro Portion dazu essen.

INFO

Ohne die Crème balance kann man das Gericht im Kühlschrank einige Tage aufheben oder einfrieren. Statt Rindfleisch ist auch Schweinefilet für das Rezept geeignet.

Rumpsteak in Salbei-Rotwein-Soße

▶ **320 kcal und 11,9 g Fett pro Portion**

Zartes Rindfleisch mit einer Kräutersoße, das gut in Ihr Programm passt! Wenn Sie möchten, können Sie dazu ein Glas Wein trinken. 175 ml leichter Rotwein enthalten ca. 115 kcal, also vergessen Sie nicht, diese Kalorien in Ihre Gesamtkalorienzahl miteinzubeziehen.

Portionen: 2
Zubereitungszeit: 10 Minuten
Garzeit: 40 Minuten

Zutaten

2 magere Rumpsteaks (à 150 g)
1 EL Olivenöl
1 kleine Zwiebel, in dünnen Ringen
2 Knoblauchzehen, in feinen Scheiben
1 gestrichener EL Mehl (15 g)
125 ml leichter Rotwein
250 ml Rinderbrühe
Salz, Pfeffer
2–3 Salbeiblätter, grob gehackt
1 EL frische Petersilie, gehackt, zum Dekorieren

Zubereitung

1. Das Öl in einer großen, beschichteten Pfanne erhitzen und das Steak von beiden Seiten kräftig anbraten. Aus der Pfanne nehmen und in Alufolie einwickeln.
2. Zwiebelringe und Knoblauch in die Pfanne geben, mit Mehl bestäuben und 5 Minuten braten. Dann Wein und Brühe

angießen. Mit Salz, Pfeffer und Salbei würzen und zum Kochen bringen, 5 Minuten leicht kochen.
3. Das Fleisch wieder in die Pfanne geben und nochmals aufwärmen.
4. Vor dem Anrichten Petersilie darüberstreuen.

Nährwertanalyse pro Portion

Brennwert (kcal)	320
Eiweiß (g)	33,9
Kohlenhydrate (g)	10,0
Fett (g)	11,9

TIPP

Als Beilage eignen sich z. B. 50 g Tagliatelle (Trockengewicht), pro Portion: 496 kcal und 13,3 g Fett.

INFO

Lässt sich prima einfrieren oder im Kühlschrank aufbewahren. Problemlos in der Mikrowelle aufzuwärmen. Schmeckt auch mit Rosmarin!

Schweineschnitzel in Senfsoße mit Kartoffelbrei

▶ **500 kcal und 12,8 g Fett pro Portion**

Schweinefleisch kann sehr mager sein und ist eine ausgezeichnete Quelle für das B-Vitamin Thiamin, das für den Energiestoffwechsel notwendig ist und für gute Nerven sorgt.

Portionen: 2
Zubereitungszeit: 10 Minuten
Garzeit: 15 Minuten

Zutaten
2 TL Raps- oder Sonnenblumenöl
240 g dünnes, mageres Schweineschnitzel ohne Fettränder
1 gehäufter EL Dijonsenf (25 g)
1 kleine rote Zwiebel (60 g), fein gewürfelt
100 ml trockener Cidre
1 gestrichener EL Mehl (15 g)

Für den Kartoffelbrei:
400 g mehligkochende Kartoffeln, geschält und geviertelt
100 ml Milch (1,5% Fett)
200 g Lauch, in feinen Scheiben

Zubereitung

1. Die Kartoffeln in reichlich Wasser kochen.
2. Milch und Lauchringe in einem Topf langsam erhitzen. 5 Minuten leicht kochen, dann abkühlen lassen.
3. Das Öl in einer beschichteten Pfanne erhitzen und die Koteletts darin von beiden Seiten anbraten. Herausnehmen

und in Alufolie einwickeln. Zwiebel hinzufügen, mit Mehl bestäuben und 5 Minuten leicht anbraten, bis sie weich werden.

4. Cidre und Senf in die Pfanne geben, etwa 5 Minuten kochen lassen, bis die Soße andickt. Dann das Fleisch hineinlegen und erwärmen.
5. Die gekochten Kartoffeln abgießen und etwas Milch vom Lauch in den Kartoffeltopf geben, um damit einen lockeren Brei zu stampfen. Lauch unterrühren und mit schwarzem Pfeffer würzen. Den Kartoffelbrei auf vorgewärmte Teller geben, das Fleisch mit der Soße daneben anrichten.

Nährwertanalyse pro Portion

Brennwert (kcal)	500
Eiweiß (g)	64,9
Kohlenhydrate (g)	52,7
Fett (g)	12,8

TIPP

Als Beilage eignet sich ein grüner Salat.

INFO

Lässt sich einfach in der Mikrowelle aufwärmen.

Schweinelende mit Apfel-Cranberry-Füllung

434 kcal und 5,7 g Fett pro Portion

Ausgezeichnet für einen besonderen Anlass. Cranberrys und Äpfel ergeben eine aparte Füllung für die Schweinelende.

Portionen: 2
Zubereitungszeit: 15 Minuten
Garzeit: 45 Minuten

Zutaten

1 TL Rapsöl
400 g Schweinelende
Pfeffer, Salz
½ TL gemahlenes Piment
1 kleine rote Zwiebel, fein gehackt
1 mittelgroßer Apfel (150 g), geschält und grob gehackt
50 g getrocknete Cranberrys, fein gehackt
50 g magerer Hinterschinken

Für die Soße:

1 gestrichener EL Mehl (15 g)
Alufolie
100 ml Rotwein

Zubereitung

1. Ofen auf 180 °C vorheizen. Ein großes Stück Alufolie auf ein Backblech legen und mit Öl einpinseln.
2. Die Lende mit einem scharfen Messer längs einschneiden. Aufklappen und mit Salz, Pfeffer und Piment einreiben. Zwiebel, Apfel und Cranberrys in einer großen Schüssel vermischen, Gewürze unterrühren.

3. Das Fleisch auf die Folie legen. Die Fruchtmischung in die Lende löffeln. Das Filet mit dem Schinken umwickeln. Mit einem oder zwei Zahnstochern feststecken und die Folie schließen. Etwa 30 Minuten in den Ofen schieben. Das Fleisch ist gar, wenn beim Anstechen mit einem scharfen Messer klarer Saft austritt.
4. Das Filet warm halten, den Fleischsaft mit Rotwein in eine Pfanne geben. Mehl mit 2 EL Wasser anrühren, in den Topf geben und unter Rühren etwa 5 Minuten kochen lassen, mit den Gewürzen abschmecken.
5. Das Fleisch in dicke Scheiben schneiden und mit der Soße servieren.

Nährwertanalyse pro Portion

Brennwert (kcal)	434
Eiweiß (g)	49,3
Kohlenhydrate (g)	36,3
Fett (g)	5,7

TIPP

Als Beilage schmecken Frühkartoffeln und grüne Bohnen. Mit 200 g gekochten Kartoffeln und 200 g Bohnen: 546 kcal und 8,0 g Fett.

INFO

Reste können aufgeschnitten und kalt verzehrt werden. Nicht einfrieren.

Spaghetti mit Gemüsebolognese

▶ **417 kcal und 9,6 g Fett pro Portion**

In den Tomaten ist Lycopin enthalten, das das Herz-Kreislaufsystem stärkt. Rindertatar ist fettärmer als andere Hackfleischsorten und enthält sehr viel hochwertiges Eiweiß, das lange sättigt.

Portionen: 2
Zubereitungszeit: 10 Minuten
Garzeit: 15 Minuten

Zutaten

125 g Spaghetti
Salz
1 EL Rapsöl
1 Zwiebel, gewürfelt
1 Knoblauchzehe, geschält und fein gehackt
150 g Rindertatar
1 Möhre (100 g), grob geraspelt
1 gelbe Paprika (150 g), in kleine Würfel geschnitten
400 g geschälte Tomaten (Dose)
Pfeffer
Kräuter der Provence

Zubereitung

1. Die Nudeln in reichlich kochendem Salzwasser bissfest garen.

2. Inzwischen das Öl in einer Pfanne erhitzen. Zwiebel, Knoblauch und Tatar zugeben, salzen und ca. 6 Minuten krümelig braten, bis das Hackfleisch braun wird. Dann Möhre und Paprika untermischen, 5 Minuten weiterschmoren. Tomaten mit Saft zugeben und die Tomaten zerdrücken.

3. Mit Pfeffer und Kräutern der Provence abschmecken, nochmals erhitzen und die Gemüsebolognese zu den Spaghetti servieren.

Nährwertanalyse pro Portion

Brennwert (kcal)	417
Eiweiß (g)	26,8
Kohlenhydrate (g)	54,1
Fett (g)	9,6

TIPP

Statt der üblichen Küchenzwiebeln können Sie auch Frühlingszwiebeln für die Bolognese nehmen.

Steakpfanne mit Zuckerschoten

489 kcal und 12,1 g Fett pro Portion

Ein Steak schmeckt auch als Pfannengericht mit viel Gemüse und Reis. Sie werden staunen, wie lange Sie davon satt bleiben.

Portionen: 2
Zubereitungszeit: 10 Minuten
Garzeit: 10 Minuten

Zutaten

120 g Basmatireis
200 g mageres Rumpsteak, in Streifen
1 EL Rapsöl
3 Frühlingszwiebeln (30 g), in Ringen
200 g Zuckerschoten, geputzt
4–5 Maiskölbchen (100 g, Dose)
1 Kopf Pak Choi, gehackt
1 TL Ingwer, gerieben
1 TL Zitronengras, gehackt
1 EL Sojasoße
2 EL trockener Sherry oder chinesischer Wein

Zubereitung

1. Den Reis laut Packungsanweisung nach der Quellmethode zubereiten.
2. Das Öl in einem beschichteten Wok erhitzen, das Fleisch darin unter häufigem Rühren anbräunen. Aus dem Wok nehmen und warm stellen.
3. Frühlingszwiebeln, Zuckerschoten, Mais und etwas Mais-

sud hinzugeben und 3 bis 4 Minuten garen. Das Steak mit dem Pak Choi wieder in die Pfanne geben und weitergaren, bis der Kohl zusammenfällt.

4. Ingwer, Zitronengras, Sojasoße und Sherry verrühren und über das Gericht gießen. Kurz unterrühren, damit die Gewürze warm werden.
5. Den Reis mit Steak und Gemüse sofort servieren.

Nährwertanalyse pro Portion

Brennwert (kcal)	489
Eiweiß (g)	32,1
Kohlenhydrate (g)	61,7
Fett (g)	12,1

TIPP

Frisches Zitronengras gibt es mitunter auch im Glas, getrocknetes tut es aber auch. Alternativ bieten sich abgeriebene Zitronenschale oder Kaffirlimettenblätter an. Alle Zutaten finden Sie im Asialaden.

INFO

Lässt sich aufwärmen, ist dann aber nicht mehr so knackig. Statt Maiskolben können Sie auch Möhren oder Sojasprossen beigeben.

Geflügelgerichte

Rezepte

Chinakohlpfanne mit Hähnchen

▸ **442 kcal und 8,6 g Fett pro Portion**

Chinakohl ist vom Geschmack her milder als andere Kohlsorten und enthält viel Folsäure, die wichtig für die Zellerneuerung ist. In Möhren steckt viel Beta-Karotin für eine gute Sehkraft.

Portionen: 2
Zubereitungszeit: 15 Minuten
Garzeit: 25 Minuten

Zutaten

125 g Parboiled-Vollkornreis
Salz
1 EL Rapsöl
1 Schalotte, gewürfelt
300 g Möhren, in Streifen geschnitten
200 g Hähnchenbrustfilet, in Streifen geschnitten
Pfeffer
300 g Chinakohl, in dünne Streifen geschnitten
Sojasoße

Zubereitung

1. Den Reis in einem Topf glasig andünsten, 250 ml kaltes Wasser zugießen, salzen und ca. 20 Minuten garen.
2. Öl im Wok erhitzen, Schalotte und Möhren darin anbraten. Das Hähnchenbrustfilet salzen und pfeffern, in den Wok geben und 2 Minuten weiterbraten. Chinakohl unterrühren.

3. Zum Schluss den Reis kurz mitbraten, mit Sojasoße abschmecken.

Nährwertanalyse pro Portion

Brennwert (kcal)	442
Eiweiß (g)	33,1
Kohlenhydrate (g)	56,6
Fett (g)	8,6

TIPP

Statt Chinakohl können Sie auch Spitzkohl in den Wok geben. Fischfans können auch Seelachs, Zander oder Seeteufel verwenden. Den Fisch in mundgerechte Stücke schneiden und 5 Minuten vor Ende der Garzeit auf dem Gemüse bei geschlossenem Deckel garziehen lassen.

Coq au vin

▶ **275 kcal und 13,5 g Fett pro Portion**

Dieses Coq au vin ist fettärmer als das traditionelle. Das Hähnchenfleisch liefert hochwertiges, leicht verdauliches Eiweiß, das für den Aufbau von Muskeln benötigt wird. Schalotten lassen sich leichter schälen, wenn man sie vorher mit kochendem Wasser übergießt und 1 Minute darin liegen lässt – danach abgießen und die gelockerte Schale abziehen.

Portionen: 4
Zubereitungszeit: 15 Minuten
Garzeit: 20 Minuten

Zutaten

1 EL Olivenöl
100 g magerer, gekochter Hinterschinken, gewürfelt
1 mittelgroße Stange Lauch (140 g), in 2–3 cm lange Stücke geschnitten
200 g kleine Schalotten, geschält
400 g Hähnchenschenkel, ohne Haut und Knochen, halbiert
200 ml trockener Weißwein
Salz
2 Lorbeerblätter
1 Zweig Estragon, wenn vorhanden
2 EL gehackte Petersilie
200 g kleine, ganze Champignons

Zubereitung

1. Olivenöl in einer großen, beschichteten Kasserolle erhitzen und den Schinken einige Minuten anbraten. Lauch, Schalotten und Hähnchenschenkel hinzufügen und kurz weiterschmoren.

2. Wein, 200 ml Wasser, Salz und Kräuter hinzufügen und langsam zum Kochen bringen.
3. Hitze herunterschalten, zudecken und 10 Minuten leicht köcheln lassen.
4. Die Pilze unterrühren und weitere 5 bis 10 Minuten kochen lassen, bis das Fleisch zart und das Gemüse gegart ist.
5. Vor dem Servieren mit gehackter Petersilie bestreuen.

Nährwertanalyse pro Portion

Brennwert (kcal)	275
Eiweiß (g)	26,7
Kohlenhydrate (g)	3,1
Fett (g)	13,5

TIPP

Mit 1 frischen Brötchen und grünem Salat ergibt das Gericht ein leckeres Abendessen: 430 kcal und 14,4 g Fett. Schmeckt auch gut mit zerstampften Frühkartoffeln mit Kräutern und Olivenöl (S. 246): 407 kcal und 17 g Fett pro Portion. Oder kochen Sie 200 g Reis mit – dann gibt es einen Reistopf mit 449 kcal und 13,8 g Fett pro Portion.

INFO

Zum Einfrieren geeignet. Im Kühlschrank mehrere Tage haltbar. Beim Aufwärmen vollständig durcherhitzen.

Hähnchennuggets und Salat mit Kräuterjoghurtdressing

▶ **250 kcal und 6,5 g Fett pro Portion**

Fertig gekaufte, panierte Hähnchennuggets enthalten oft viel Fett. Machen Sie Ihre lieber selbst – das ist gar nicht schwer. Als Alternative zur Panade können Sie das Hähnchenfleisch auch einfach pur in 2 EL Rapsöl in einer beschichteten Pfanne anbraten, dann hat diese Mahlzeit nur noch 190 kcal und 6,1 g Fett.

Portionen: 4
Zubereitungszeit: 10 Minuten
Garzeit: 15 Minuten

Zutaten
50 g Paniermehl
25 g Mandeln, gemahlen
1 EL frische Petersilie, gehackt
1 Ei (M), verschlagen
400 g Hähnchenbrustfilet ohne Haut, in dicken Streifen

Für den Salat:
150 g Romanasalat, gewaschen und zerrupft
150 g Granatapfelkerne oder 150 g Satsumas oder Clementinen, in kleinen Stücken

Für das Dressing:
150 g Joghurt (1,5 % Fett)
1 TL Zucker
2 TL Limetten- oder Zitronensaft
1 EL frische Petersilie, gehackt
Geriebene Schale von ½ Zitrone oder 1 Limette

Zubereitung

1. Ofen auf 190 °C vorheizen und ein Backblech mit Backpapier auslegen.
2. Aus Paniermehl, Mandeln und Petersilie eine Panade mischen und auf einen Teller oder in eine große, flache Schüssel geben.
3. Das Ei in einen Suppenteller aufschlagen.
4. Hähnchenstreifen erst im Ei, dann in der Panade wenden. Auf das Backblech legen. Wenn alle Fleischstücke paniert sind, 15 Minuten im Ofen backen, bis das Fleisch ganz durch und die Kruste goldbraun ist.
5. In der Zwischenzeit alle Zutaten für die Salatsoße vermischen.
6. Den Salat in eine Salatschüssel geben und das Dressing darübergießen. Mit Granatapfelkernen oder Mandarinenstückchen dekorieren. Mit den Hähnchenteilchen zusammen anrichten.

Nährwertanalyse pro Portion

Brennwert (kcal)	250
Eiweiß (g)	30,8
Kohlenhydrate (g)	16,5
Fett (g)	6,5

TIPP

Als Beilage empfiehlt sich 1 knuspriges Brötchen oder 1 kleines Stück Ciabatta: 399 kcal und 7,7 g Fett. Wenn Sie das

Fleisch pur in der Pfanne braten, eignen sich z. B. pro Portion 250 g gekochte Kartoffeln oder Ofenkartoffeln als Beilage: 365 kcal und 6,3 g Fett.

INFO

Die Salatsoße ist im Kühlschrank zwei bis drei Tage haltbar. Die zubereiteten Hähnchenteilchen halten sich im Kühlschrank zwei Tage und können auch kalt verzehrt werden. Nicht einfrieren.

Huhn mit Tomatensoße und Kartoffel-Lauch-Brei

382 kcal und 9,1 g Fett pro Portion

Eine köstliche, ausgewogene Mahlzeit, bei der sich die Süße der Tomaten von der Säure des Balsamicos abhebt. Tomaten enthalten sehr viel Vitamin C, aber auch Lycopin, das der Körper in gekochter Form besser verwerten kann.

Portionen: 2
Zubereitungszeit: 10 Minuten
Garzeit: 20 bis 25 Minuten

Zutaten

3 TL Rapsöl
2 Hähnchenbrustfilets (à 150 g)
Salz
1 kleine rote Zwiebel (60 g), fein gehackt
300 g Kirschtomaten, halbiert
2 EL Balsamico
1 TL Zucker (5 g)
Alufolie

Für den Kartoffelbrei:

300 g mehligkochende Kartoffeln, geschält und geviertelt
Salz
100 ml Milch (1,5 % Fett)
1 mittelgroße Stange Lauch, davon das untere Weiße, geputzt und in feinen Ringen
1 TL (5 g) Halbfett-Margarine (40 % Fett)
Pfeffer

Zubereitung

1. 2 TL Öl in einer beschichteten Pfanne erhitzen und das Fleisch hinzugeben, salzen. Auf niedriger Stufe von jeder Seite etwa 4 Minuten braten.
2. Dann das Fleisch aus der Pfanne nehmen und in Alufolie einwickeln. In der Zwischenzeit für den Brei die Kartoffeln mit etwas Salz in wenig Wasser kochen oder dämpfen. Milch und Lauchringe in einem Topf langsam erhitzen. 10 Minuten zugedeckt leicht köcheln lassen (bis der Lauch weich ist).
3. Den letzten TL Öl in die Pfanne geben und die Zwiebel anbraten. Tomaten unterrühren und etwa 8 Minuten weitergaren, dabei häufig umrühren. Zum Schluss Balsamico und Zucker hinzufügen und aufkochen lassen. Hähnchenbrust im Fond noch mal erhitzen.
4. Kartoffeln abgießen und mit der Milch, in der Sie den Lauch gekocht haben, zu Brei stampfen. Margarine, Salz und Pfeffer zugeben. Sobald ein weicher Brei entstanden ist, den gekochten Lauch unterrühren.
5. Den Kartoffel-Lauch-Brei mit der Hähnchenbrust und der Tomatensoße anrichten.

Nährwertanalyse pro Portion

Brennwert (kcal)	382
Eiweiß (g)	36,4
Kohlenhydrate (g)	38,5
Fett (g)	9,1

TIPP

Als Beilage schmecken gedämpfter Brokkoli oder grüne Bohnen: Für 200 g Brokkoli müssen Sie 50 kcal, für 200 g Bohnen 65 kcal pro Portion dazurechnen. Beides enthält kein Fett.

INFO

Am besten gleich servieren. Nicht einfrieren.

Hähnchenpfanne mit Erdnusssoße

▶ **291 kcal und 12,8 g Fett pro Portion**

Steckrüben oder weiße Rüben kommen in unserer Küche heute leider nur noch selten vor. Häufig sind sie als Kriegsessen verpönt. Sie liefern jedoch viel Kalium und gleichen damit den Mineralstoffhaushalt aus. Wer keine Steckrüben bekommt, kann stattdessen auch Möhren, Pastinaken oder Kürbis verwenden.

Portionen: 4
Zubereitungszeit: 10 Minuten
Garzeit: 10 bis 15 Minuten

Zutaten

80 g Erdnüsse
Salz
Currypulver
400 g Hähnchenbrust, in dünnen Streifen
2 TL Rapsöl
2–3 EL Limettensaft
500 g Steckrüben, geschält und in 4 cm große Streifen geschnitten
250 g grüne Bohnen, in 2 cm große Stücke geschnitten
150 ml Kokosmilch

Zubereitung

1. Die Erdnüsse im Blitzhacker zu einer Paste pürieren, mit Salz und Curry mischen und das Fleisch darin wenden.
2. Das Öl in einem Wok erhitzen und die Hähnchenstreifen mit Paste 3 Minuten anbraten, wieder herausnehmen.
3. Steckrüben und Bohnen in den Wok geben, kurz andüns-

ten, Kokosmilch hinzufügen, würzen und 10 Minuten bei geschlossenem Deckel garen.

4. Zum Schluss das Hähnchenfleisch und den Fond hinzufügen, mit Limettensaft abschmecken und eventuell noch etwas Wasser nachgießen. Sofort servieren.

Nährwertanalyse pro Portion

Brennwert (kcal)	291
Eiweiß (g)	21,1
Kohlenhydrate (g)	25,1
Fett (g)	12,8

TIPP

Als Beilage gibt es Reis oder Nudeln. Mit 50 g Reis (Trockengewicht) pro Portion: 431 kcal und 15,0 g Fett. Mit 50 g Nudeln (Trockengewicht) pro Portion: 467 kcal und 14,2 g Fett. Wenn Sie die Erdnusssoße durch Sojasoße ersetzen, enthält das Gericht nur 260 kcal und 11,8 g Fett.

INFO

Pfannengerichte sollten gleich verzehrt werden und eignen sich nicht gut zum Aufbewahren.

Huhn mit Cajun-Gewürz und Kichererbsen

▸ **265 kcal und 7,7 g Fett pro Portion**

Ein ausgewogenes Gericht mit viel Vitamin A, das für die Sehkraft sehr wichtig ist. Spinat enthält außerdem Folsäure, die die Zellerneuerung unterstützt.

Portionen: 4
Zubereitungszeit: 10 Minuten
Garzeit: 20 Minuten

Zutaten

2 TL Rapsöl (7 g)
500 g Hähnchenbrust, in Würfel geschnitten
100 g magerer gekochter Hinterschinken ohne Fettränder, in Streifen
3 Knoblauchzehen, fein gewürfelt
Salz
2 TL (6 g) Cajun-Gewürz (kreolische Gewürzmischung)
300 g Hokkaido-Kürbis, in Würfeln
400 g Kichererbsen (Dose)
200 g junger Spinat, gewaschen und gehackt, oder 100 g TK-Blattspinat

Zubereitung

1. Das Öl in einer großen, beschichteten Pfanne erhitzen und das Hähnchenfleisch und den Schinken unter häufigem Wenden bei mäßiger Hitze 3 Minuten anbraten.
2. Knoblauch, etwas Salz, Cajun-Gewürz, Kürbis und Kichererbsensud zugeben.

3. Zum Sieden bringen, zudecken, Hitze zurückschalten und 10 bis 15 Minuten schmoren.
4. Kichererbsen und Spinat hinzufügen, den Spinat zusammenfallen lassen, abschmecken und sofort servieren.

Nährwertanalyse pro Portion

Brennwert (kcal)	265
Eiweiß (g)	39,0
Kohlenhydrate (g)	9,7
Fett (g)	7,7

TIPP

Mit 50 g Couscous (Trockengewicht) pro Portion: 450 kcal und 7,8 g Fett. Statt der Cajun-Gewürzmischung können Sie auch einen Mix aus Pfeffer, Cayennepfeffer, getrocknetem Oregano, Thymian, Knoblauch- und Zwiebelpulver verwenden.

INFO

Im Kühlschrank ist dieses Gericht maximal zwei Tage haltbar. Nicht einfrieren.

Nudelpfanne süß-sauer

▶ **491 kcal und 8,6 g Fett pro Portion**

Die Ananas macht dieses Rezept zu einem fruchtig-leichten Gericht. Ananas und Sellerie sind reich an Kalium, was für einen ausgeglichenen Wasser- und Elektrolythaushalt sorgt.

Portionen: 2
Zubereitungszeit : 25 Minuten
Garzeit: 10 Minuten

Zutaten

2 EL Zitronensaft
2 EL Sojasoße
2 EL Tomatenketchup (50 g)
200 g Putenbrustfilet, in Streifen geschnitten
80 g Mie-Nudeln
¼ Ananas (ca. 200 g Fruchtfleisch), gewürfelt
1 EL Rapsöl
2 Frühlingszwiebeln, in Ringe geschnitten
300 g breite Bohnen, geschnippelt
100 g Sojasprossen
Salz

Zubereitung

1. Zitronensaft, Sojasoße und Ketchup verrühren, das Fleisch darin im Kühlschrank 15 Minuten marinieren.
2. Die Nudeln mit heißem Wasser übergießen und ziehen lassen.
3. Das Öl in einer großen Pfanne erhitzen. Frühlingszwiebeln und Bohnen darin ca. 5 Minuten anbraten, dann das

Fleisch mit der Marinade zugeben. Zugedeckt 5 Minuten dünsten. Ananas, Sprossen und Nudeln in die Pfanne geben. Unter Rühren erhitzen und sofort servieren.

Nährwertanalyse pro Portion

Brennwert (kcal)	491
Eiweiß (g)	37,6
Kohlenhydrate (g)	63,1
Fett (g)	8,6

TIPP

Die Bohnen können Sie durch 1 rote Paprikaschote oder 1 bis 2 Möhren ersetzen. Statt Frühlingszwiebeln können Sie auch eine Stange Lauch verwenden.

INFO

Mie-Nudeln sind spaghettidünne Instant-Eiernudeln. Sie stammen aus der chinesischen Küche und sind meist in kompakter Blockform erhältlich. Sie brauchen nicht gekocht, sondern nur mit heißem Wasser überbrüht zu werden und sind in wenigen Minuten gar.

Putenbrustfilet mit Kartoffel-Kohlrabi-Gemüse

▶ **414 kcal und 9,7 g Fett pro Portion**

Kohlrabi enthält wie Kartoffeln viel Vitamin C – gut zur Vorbeugung von Erkältungskrankheiten.

Portionen: 2
Zubereitungszeit: 10 Minuten
Garzeit: 15 Minuten

Zutaten

300 g Kartoffeln, gewürfelt
400 g Kohlrabi, gewürfelt
250 ml Gemüsebrühe
5 EL Kondensmilch (7,5 % Fett)
Salz
Pfeffer
Muskatnuss, gemahlen
1 EL Rapsöl
2 Putenbrustfilets (à 150 g)
Alufolie

Zubereitung

1. Kartoffeln und Kohlrabi in der Gemüsebrühe ca. 10 Minuten dünsten. Kondensmilch zugeben und aufkochen lassen. Mit Salz, Pfeffer und Muskat würzen.
2. Inzwischen das Fleisch salzen und pfeffern. Öl in einer beschichteten Pfanne erhitzen und das Fleisch darin auf jeder Seite ca. 2 Minuten braten, dann herausnehmen und in Alufolie einwickeln, bis das Gemüse gar ist.
3. Das Putenbrustfilet mit dem Kartoffel-Kohlrabi-Gemüse servieren.

Nährwertanalyse pro Portion

Brennwert (kcal)	414
Eiweiß (g)	46,1
Kohlenhydrate (g)	33,5
Fett (g)	9,7

TIPP

Statt Puten- eignet sich auch Hähnchenbrustfilet. Statt Kohlrabi können Sie auch Möhren oder Pastinaken mitgaren. Wenn Sie mögen, können Sie die kleinen zarten Blätter des Kohlrabis hacken und mit zum Gemüse geben.

INFO

In der Alufolie zieht das Fleisch noch nach und bleibt schön saftig und zart.

Putengeschnetzeltes mit Curry-Fenchel und Reis

▶ **478 kcal und 8,1 g Fett pro Portion**

Lauch liefert viel Folsäure und ist reich an Eisen – das für Zellerneuerung und Blutbildung wichtig ist. Putenbrust ist sehr mager, das enthaltene Eiweiß sorgt für langanhaltende Sättigung.

Portionen: 2
Zubereitungszeit: 10 Minuten
Garzeit: 35 Minuten

Zutaten

125 g Parboiled-Vollkornreis
Salz
1 EL Rapsöl
250 g Putenbrustfilet, in Streifen geschnitten
1 Zwiebel, gewürfelt
Alufolie
1 Knoblauchzehe, geschält und fein gehackt
1 Fenchelknolle (300 g), in Scheiben geschnitten
100 ml Weißwein oder Wasser
Pfeffer
1–2 TL Currypulver

Zubereitung

1. Den Reis in einem Topf glasig andünsten, dann 250 ml kaltes Wasser zugeben, salzen, aufkochen und ca. 20 Minuten garen.
2. Öl in einer Pfanne erhitzen. Das Fleisch darin ca. 3 Minu-

ten kräftig anbraten, herausnehmen und in Alufolie wickeln. Zwiebel, Knoblauch und Fenchel in die Pfanne geben und kurz im Fleischfond anbraten. Wein bzw. Wasser zugeben, aufkochen und ca. 10 Minuten köcheln lassen, bis der Lauch gar ist.

3. Mit Salz, Pfeffer und Curry abschmecken, das Fleisch zugeben und noch einmal kurz erwärmen. Geschnetzeltes zum Reis servieren.

Nährwertanalyse pro Portion

Brennwert (kcal)	478
Eiweiß (g)	38,8
Kohlenhydrate (g)	52,4
Fett (g)	8,1

TIPP

Statt Fenchel können Sie auch Blumenkohl oder Brokkoli verwenden. Dann verlängert sich die Garzeit auf 15 Minuten.

INFO

Das Fleisch zieht in der Alufolie nach und braucht deshalb nur kurz angebraten werden – das verhindert das Austrocknen.

Putenrisotto mit Lauch

▶ **435 kcal und 9,4 g Fett pro Portion**

Dieses Gericht ist für den Alltag wunderbar geeignet, da es in einer halben Stunde zubereitet ist. Lauch und Mais enthalten sehr viel Folsäure – ein Vitamin, das für die Zellteilung und Blutbildung benötigt wird.

Portionen: 2
Zubereitungszeit: 5 Minuten
Garzeit: 15 Minuten

Zutaten

1 EL Olivenöl
1 kleine Stange Lauch, geputzt und in feinen Ringen
2 Stängel Staudensellerie (60 g), gewürfelt
mildes Paprikapulver
160 g Mais (Dose), abgetropft
200 g Putenbrust, in dünnen Scheiben
100 g Risottoreis (Rundkornreis)
150 ml Hühnerbrühe
40 ml trockener Wermut
Salz
1 EL Petersilie, gehackt, zum Dekorieren

Zubereitung

1. Das Öl in einer beschichteten Pfanne erhitzen. Sellerie und Lauch darin kurz anbraten, mit Paprikapulver würzen.
2. Putenscheiben und Reis zufügen, die Brühe zusammen mit dem Wermut unterrühren, etwas salzen.
3. 15 Minuten leicht kochen lassen, dabei nach Bedarf um-

rühren und eventuell noch etwas Brühe oder Wasser angießen.

4. Wenn der Reis fast gar ist, den Mais zugeben und kurz erhitzen.
5. Mit gehackter Petersilie bestreuen und sofort servieren.

Nährwertanalyse pro Portion

Brennwert (kcal)	435
Eiweiß (g)	32,1
Kohlenhydrate (g)	51,0
Fett (g)	9,4

TIPP

Wenn Sie keinen Wermut verwenden möchten, nehmen Sie einfach mehr Hühnerbrühe. Diese Mahlzeit ist rundum ausgewogen, doch ein paar kleine Kirschtomaten mit etwas Balsamico passen gut dazu. Eine andere Geschmacksnote ergibt sich, wenn Sie kurz vor dem Servieren noch 1 gestrichenen EL Pesto (15 g) unterrühren. Dann hat das Gericht 490 kcal und 12,9 g Fett. Schmeckt auch mit gehobeltem Spitzkohl oder Fenchel statt Lauch.

INFO

Wird bei längerem Stehen durch das Nachquellen trocken. Dann etwas Flüssigkeit zufügen. Lässt sich gut in der Mikrowelle aufwärmen.

Putenschnitzel mit mediterranem Ofengemüse

431 kcal und 12,2 g Fett pro Portion

Das Garen im Ofen ist eine fettsparende Methode und macht wenig Aufwand. Paprika und Kartoffeln enthalten viel Vitamin C – das stärkt die Abwehrkräfte.

Portionen: 2
Zubereitungszeit: 15 Minuten
Garzeit: 25 Minuten

Zutaten

400 g Kartoffeln mit Schale, gewürfelt
1 Aubergine (ca. 300 g), gewürfelt
1 gelbe Paprika, gewürfelt
Salz
5 Rosmarinzweige
2 EL Olivenöl
2 Putenschnitzel (à 150 g)
Pfeffer
Paprikapulver
Backpapier

Zubereitung

1. Backofen auf 200 °C vorheizen.
2. Das Gemüse auf ein mit Backpapier ausgelegtes Blech geben, dann salzen, mit den Rosmarinzweigen belegen und das Gemüsebett mit Öl beträufeln. In den Ofen schieben und 10 Minuten vorbacken.
3. Inzwischen die Schnitzel salzen, pfeffern und mit etwas Paprikapulver bestäuben. Das Fleisch auf das Gemüse le-

gen und ca. 15 Minuten weiterbacken. Dabei die Schnitzel einmal wenden.

4. Das Ofengemüse mit den Schnitzeln servieren.

Nährwertanalyse pro Portion

Brennwert (kcal)	431
Eiweiß (g)	43,0
Kohlenhydrate (g)	35,6
Fett (g)	12,2

TIPP

Statt Pute können Sie auch Hähnchen- oder Schweinefleisch verwenden. Als Ofengemüse eignen sich außerdem Möhren und Zucchini. Alternativ zu den Kartoffeln können Sie auch 850 g Hokkaido-Kürbis verwenden, diesen ungeschält in schmale Spalten schneiden und im Ofen garen.

Überbackene Putenschnitzel

▶ **222 kcal und 6,1 g Fett pro Portion**

Ein ideales Essen bei Zeitmangel – einfach, lecker und gut vorzubereiten! Die Putenbrust liefert viel hochwertiges Eiweiß, das lange sättigt.

Portionen: 4
Zubereitungszeit: 10 Minuten
Garzeit: 20 Minuten

Zutaten
500 g Putenbrust
(möglichst in 4 Stücken)
2 TL Pesto (20 g)
40 g Tomaten in Öl,
abgegossen
50 g Paniermehl
1 EL Estragon, frisch oder
getrocknet, gehackt
Salz
Pfeffer

Zubereitung

1. Ofen auf 190 °C vorheizen.
2. Eine ofenfeste Schüssel mit Öl aussprühen. Putenfleisch in die Schüssel legen und rundum mit Pesto bestreichen.
3. Tomaten im Mixer pürieren. Paniermehl und Estragon zu den Tomaten geben und mit etwas Salz und Pfeffer würzen.
4. Die Panade über den Putenschnitzeln verteilen und leicht andrücken.
5. Für 15 bis 20 Minuten in den Ofen schieben, bis das Fleisch ganz durch und die Kruste goldbraun ist.

Nährwertanalyse pro Portion

Brennwert (kcal)	222
Eiweiß (g)	32,3
Kohlenhydrate (g)	9,6
Fett (g)	6,1

TIPP

Wenn Sie keinen Estragon haben, können Sie stattdessen Rosmarin verwenden. Passt gut zu zerstampften Frühkartoffeln und Zuckerschoten.

INFO

Dieses Gericht können Sie am Vortag zubereiten, im Kühlschrank aufbewahren und am nächsten Tag erst im Ofen backen. Nicht einfrieren. Saftiger wird es, wenn Sie 1 kleine Dose (400 g) Tomatenstückchen würzen und zuerst in die Form geben. Pro Portion erhöht sich der Brennwert dann um 19 kcal.

Fischgerichte

Rezepte

Bismarckhering mit Rote-Bete-Salat

▶ **360 kcal und 13,6 g Fett pro Portion**

Ein knackig-pikanter Salat, der ideal zu Bismarckhering passt. Denken Sie daran, mindestens eine Portion fetten Fisch pro Woche zu essen. Er enthält gesunde Omega-3-Fettsäuren, die das Herz-Kreislaufsystem schützen und die Gehirnleistung verbessern.

Portionen: 1
Zubereitungszeit: 10 Minuten
Garzeit: 0 Minuten

Zutaten

1 kleine Rote Bete (80 g), vorgekocht und eingeschweißt, geraspelt
½ Apfel (70 g), geraspelt
Saft von ½ Zitrone
1 EL Schnittlauch, gehackt
1 TL Olivenöl
Salz
Pfeffer
30 g Rucola (1 Handvoll)
90 g Bismarckhering oder Rollmops

Zubereitung

1. Rote Bete, Apfel, Zitronensaft, Schnittlauch und Öl in einer Schüssel verrühren. Mit Salz und Pfeffer abschmecken.
2. Rucola auf einem Salatteller verteilen. Den Rote-Bete-Salat darauf anrichten.
3. Als Beilage gibt es den Hering.

Nährwertanalyse pro Portion

Brennwert (kcal)	360
Eiweiß (g)	18,4
Kohlenhydrate (g)	41,0
Fett (g)	13,6

TIPP

Für eine vollständige Mahlzeit essen Sie 1 Scheibe Vollkornbrot dazu. 1 Scheibe (45 g) enthält 95 kcal und 0,8 g Fett. Statt Bismarckhering können Sie auch geräuchertes Forellenfilet verwenden.

INFO

Der Rote-Bete-Salat ist im Kühlschrank 24 Stunden haltbar.

Chili-Thunfisch-Wok

▶ **422 kcal und 15,2 g Fett pro Portion**

Thunfisch ist reich an Zink – gut für die Abwehrkräfte – und Jod, das für die Bildung der Schildrüsenhormone unersetzlich ist. Ingwer und Chili kurbeln die Fettverbrennung an und heizen Ihnen kräftig ein.

Portionen: 2
Zubereitungszeit: 10 Minuten
Garzeit: 5 Minuten

Zutaten

100 g Mie-Nudeln
1 EL Rapsöl
2 Frühlingszwiebeln, in dünne Ringe geschnitten
1 rote Paprika, gewürfelt
Salz, Pfeffer
1 Chilischote, Kerne entfernt, klein gehackt
150 g Sojasprossen
100 g Thunfischsteak, gewürfelt
1 cm Ingwer, geschält und klein gehackt
Sojasoße

Zubereitung

1. Die Nudeln mit kochendem Wasser übergießen, 2 Minuten ziehen lassen, dann das Wasser abgießen.
2. Öl im Wok erhitzen. Frühlingszwiebel und Paprika darin anbraten. Dann Ingwer, Chili, Sojasprossen, Thunfisch und Nudeln zugeben, unter Rühren braten, bis der Thunfisch gar ist. Mit Salz, Pfeffer und Sojasoße abschmecken und sofort servieren.

Nährwertanalyse pro Portion

Brennwert (kcal)	422
Eiweiß (g)	23,0
Kohlenhydrate (g)	47,5
Fett (g)	15,2

TIPP

Statt Thunfisch können Sie auch Lachs verwenden oder 1 geschlagenes Ei unterrühren.

Forellenfilet mit Erbsenbrei

308 kcal und 14,1 g Fett pro Portion

Bei dieser Form der Zubereitung bleibt die Forelle saftig, weil sie ›en papillote‹, also in Alufolie gegart wird. Sie können verschiedene Gemüse wie Fenchel oder jungen Mais gleich mit in die Päckchen geben.

Portionen: 2
Zubereitungszeit: 10 Minuten
Garzeit: 15 bis 20 Minuten

Zutaten

300 g Forellenfilet mit Haut, grätenfrei
150 g grüner Spargel in Stücken
100 g eingelegte Paprika, in feine Streifen geschnitten
Alufolie
1 TL gehackter, frischer Dill
Saft von ½ Zitrone (20 ml)
200 g TK-Erbsen, aufgetaut
1 EL frische Petersilie, gehackt
2 TL Olivenöl
Salz
Pfeffer

Zubereitung

1. Ofen auf 200 °C vorheizen. Ein Stück Alufolie von 30 x 30 cm zurechtschneiden.
2. Die Spargelstücke in die Mitte der Folie geben und mit den Paprikastreifen belegen. Mit Pfeffer, Salz und Dill bestreuen und die Forellenfilets mit der Haut nach oben darauflegen.

Mit Zitronensaft beträufeln und die Folie schließen. Auf ein Backblech legen und 15 Minuten backen. Danach die Folie öffnen und weitere 5 Minuten im Ofen lassen, damit die Haut ein wenig knusprig wird.

3. In der Zwischenzeit die Erbsen in einem kleinen Topf mit dem Kartoffelstampfer zerdrücken. Mit Petersilie, Öl, etwas Salz und Pfeffer abschmecken, nach Bedarf etwas Wasser zugeben und erhitzen.
4. Fisch und Gemüse auf einem vorgewärmten Teller anrichten und den Erbsenbrei dazu servieren.

Nährwertanalyse pro Portion

Brennwert (kcal)	308
Eiweiß (g)	36,4
Kohlenhydrate (g)	8,8
Fett (g)	14,1

TIPP

Dazu passen Couscous oder Frühkartoffeln. Mit 50 g Couscous (Trockengewicht) pro Portion: 491 kcal und 15,1 g Fett. Mit 250 g gekochten Kartoffeln pro Portion: 486 kcal und 14,4 g Fett.

INFO

Schmeckt auch mit Zanderfilets. Wenn Sie Pangasius- oder Tilapiafilet ohne Haut nehmen, die Alufolie bis zum Schluss geschlossen lassen. Rest gut kühlen und mit etwas Zitronensaft und Kräutern als Salat anmachen.

Paella mit Meeresfrüchten

▶ **459 kcal und 8,4 g Fett pro Portion**

Es gibt so viele Paellavarianten wie spanische Restaurants. Häufig wird neben Fisch auch Geflügel verwendet. In diesem Rezept ergeben weißer Fisch und Muscheln in Fischbrühe ein kräftiges Meeresfrüchtearoma.

Portionen: 4
Zubereitungszeit: 15 Minuten
Garzeit: 25 bis 30 Minuten

Zutaten

1 EL Olivenöl
1 Zwiebel, fein gewürfelt
1 TL gemahlener Kurkuma
Pfeffer
1 rote Paprika, gewürfelt
250 g Rundkornreis
50 ml trockener Weißwein
500 ml Fischbrühe
Salz
80 g Mais (Dose)
250 g Miesmuscheln, geputzt und entbartet
200 g Weißfischfilet, wie Schellfisch, Pollack, Hoki oder Kabeljau, in Stücken
250 g gegarte King Prawns mit Schwanz

Zubereitung

1. Das Öl in einer beschichteten Pfanne erhitzen und die Zwiebel mit Kurkuma und Pfeffer darin in 5 Minuten weichbraten. Dann die Paprika und den Reis zugeben und glasig dünsten.

2. Mit Wein und Fischbrühe aufgießen und zum Kochen bringen. Unter häufigem Rühren 10 Minuten köcheln lassen, mit Salz abschmecken.
3. Mais unterziehen, Muscheln, Fisch und Garnelen auf dem Reis verteilen, Deckel schließen und weitere 10 Minuten garen – evtl. etwas Wasser nachgießen.
4. In der Pfanne servieren.

Nährwertanalyse pro Portion

Brennwert (kcal)	459
Eiweiß (g)	35,8
Kohlenhydrate (g)	56,7
Fett (g)	8,4

TIPP

Etwas pikanter wird das Gericht, wenn Sie es mit geviertelten Zitronen belegen. Statt Kurkuma können Sie 1 Messerspitze Safran in der Brühe auflösen. Gut passt auch 1 gewürfelte Knoblauchzehe. Muscheln, die in ungegartem Zustand geöffnet sind, wegwerfen. Ebenso Muscheln, die nach dem Garen noch geschlossen sind.

INFO

Wenn die Reste sofort kalt gestellt werden, können Sie das Gericht in der Mikrowelle noch einmal erhitzen.

Pancakes mit Räucherlachs

▶ **290 kcal und 10,8 g Fett pro Portion**

Brunchrezept mit einem Hauch von Luxus. Die feinen Pfannküchlein passen sehr gut zu Suppe oder als kleiner Snack. Räucherlachs liefert Omega-3-Fettsäuren, die die Gehirnleistung und das Herz-Kreislaufsystem positiv beeinflussen.

Portionen: 1
Zubereitungszeit: 10 Minuten
Garzeit: 10 Minuten

Zutaten
Für 8 kleine Pfannkuchen:
150 g Mehl, gemischt mit
$^1/_3$ Päckchen Backpulver
150 ml Milch (1,5 % Fett)
1 Ei (M)
1 EL Sonnenblumenöl
1 EL frischer Dill, gehackt, oder 1 TL getrockneter Dill
Salz

Für eine Portion:
2 Pfannkuchen
25 g Räucherlachs, in Streifen
30 g Magerquark
25 g Gurkenscheiben
25 g Brunnenkresse oder Rucola

Zubereitung

1. Mehl, Milch, Ei, Öl, Dill und etwas Salz zu einem glatten Teig verarbeiten.
2. Eine beschichtete Pfanne erhitzen und leicht mit Öl aussprühen oder -pinseln.

3. Den Teig portionsweise in die heiße Pfanne geben und langsam backen, bis die Oberseite trocken wird. Mit einem Pfannenwender umdrehen und noch 1 bis 2 Minuten weitergaren. Die Teigmenge reicht für 8 kleine Pfannkuchen.
4. Mit Quark bestreichen, mit Lachs, Gurke und Kresse garnieren und warm servieren.

Nährwertanalyse pro Portion

Brennwert (kcal)	290
Eiweiß (g)	17,7
Kohlenhydrate (g)	32,6
Fett (g)	10,8

TIPP

Sie können den Teig auch gut im Waffeleisen backen. Für 1 Waffel die Teigmenge von 2 Pancakes in das Waffeleisen füllen. 1 Waffel ergibt dann 1 Portion. Probieren Sie diese Pfannkuchen ohne Beilagen zu Suppe oder als Zwischenmahlzeit. Ein Pfannkuchen hat 95 kcal und 2,8 g Fett.

INFO

Im Kühlschrank ein bis zwei Tage haltbar. Die Pancakes sind auch zum Einfrieren geeignet.

Überbackene Meeresfrüchte mit Tomaten

▶ **180 kcal und 6,5 g Fett pro Portion**

Ein einfaches Fischrezept für jede Sorte Weißfisch. Pangasius ist unter Umständen günstiger als die überfischten Sorten Kabeljau und Schellfisch.

Portionen: 2
Zubereitungszeit: 10 Minuten
Garzeit: 15 bis 20 Minuten

Zutaten

250 g Weißfischfilet, wie Pangasius, Kabeljau oder Seelachs
100 g gekochte, geschälte Garnelen
Salz
50 g Tomaten in Öl, abgegossen
1 EL frische Petersilie
Saft und geriebene Schale von 1 Zitrone

Zubereitung

1. Den Backofen auf 180 °C vorheizen.
2. Fisch und Garnelen in eine ofenfeste Form geben.
3. Die abgetropften Tomaten und die Petersilie hacken und darauflegen. Mit geriebener Zitronenschale und etwas Salz bestreuen und mit Zitronensaft beträufeln.
4. Mit Backalufolie oder einem Deckel zudecken und im Ofen 15 bis 20 Minuten backen.

5. Nach der halben Garzeit den Deckel abheben und den Fisch mit dem Sud beträufeln.

Nährwertanalyse pro Portion

Brennwert (kcal)	180
Eiweiß (g)	30,0
Kohlenhydrate (g)	0,3
Fett (g)	6,5

TIPP

Als Beilage gibt es Frühkartoffeln und Gemüse wie Zuckerschoten mit Mais. Mit 200 g gekochten Frühkartoffeln (pro Portion) 323 kcal und 7,4 g Fett, wenn zusätzlich pro Portion ein Mix aus 100 g Zuckerschoten und 100 g Mais gegessen werden – 463 kcal und 8,9 g Fett. Mit zerstampften Frühkartoffeln (S. 246) 450 kcal und 13,5 g Fett (pro Portion).

INFO

Die zweite Portion kann auch kalt als Salat gegessen werden – verlängert mit Blattsalat und Pellkartoffeln (dieselbe Menge wie die Beilage). Wichtig: im Kühlschrank aufbewahren.

Überbackene Scholle mit warmem Linsensalat

▶ **303 kcal und 5,4 g Fett pro Portion**

Scholle hat einen delikaten Eigengeschmack. Hier wird sie ganz einfach zubereitet. Rote Bete und Linsen passen nicht nur aufgrund ihres erdigen Aromas ausgezeichnet dazu, sondern liefern auch Ballaststoffe, die lange sättigen, und B-Vitamine für das Nervensystem.

Portionen: 2
Zubereitungszeit: 15 Minuten
Garzeit: 30 Minuten

Zutaten

100 g grüne Linsen
1 TL Olivenöl
1 kleine rote Zwiebel (60 g), sehr fein gewürfelt
1 Knoblauchzehe
20 ml Zitronensaft
Salz, Pfeffer
1 kleine Rote Bete, roh (60 g)
1 EL glatte Petersilie, gehackt
2 Schollenfilets, je 130 g

Zubereitung

1. Linsen etwa 30 Minuten kochen, bis sie gar sind, aber noch nicht zerfallen. Durch ein Sieb gießen und abtropfen lassen, Sud auffangen. Ofen auf 190 °C vorheizen.
2. Das Öl in einer beschichteten Pfanne erhitzen; Zwiebeln und Knoblauch darin leicht andünsten. Vom Herd nehmen und den Zitronensaft unterrühren, salzen und pfeffern.

3. Rote Bete schälen und fein raspeln (eventuell Haushaltshandschuhe dabei tragen, weil die Knollen stark färben), dann unter die warmen Zwiebeln und Linsen mischen. Evtl. etwas Linsensud zugeben, mit Pfeffer und Salz abschmecken.
4. Den Fisch auf ein leicht gefettetes Backblech legen und mit etwas Salz und Pfeffer würzen. 10 Minuten backen. Mit dem Salat auf zwei Tellern anrichten.

Nährwertanalyse pro Portion

Brennwert (kcal)	303
Eiweiß (g)	35,9
Kohlenhydrate (g)	26,6
Fett (g)	5,4

TIPP

Mit 250 g gekochten Frühkartoffeln (pro Portion) ergibt das Gericht eine vollständige Mahlzeit: 481 kcal und 5,7 g Fett. Mit 1 Scheibe Vollkornbrot: 388 kcal und 5,8 g Fett. Schneller geht es mit 150 g Räucherforelle statt der gebackenen Scholle: 256 kcal und 5,6 g Fett.

INFO

Der Linsensalat ist im Kühlschrank im luftdichten Behälter maximal drei Tage haltbar. Nicht einfrieren. Statt roher Roter Bete können Sie auch vorgegarte, eingeschweißte Rote Bete in Würfel schneiden. Statt grüner Linsen passen auch Berg-, Champagner-, Kaviar- oder Puylinsen.

Nudelgerichte

Rezepte

Spaghetti mit Speck und Kürbis

▶ **422 kcal und 9,9 g Fett pro Portion**

Schinkenspeck ist zwar recht fett, aber die kleine Menge in diesem Rezept trägt sehr zum Geschmack bei. Hokkaido-Kürbis liefert viel Kalium, das den Elektrolyt- und Wasserhaushalt im Körper ausgleicht.

Portionen: 4
Zubereitungszeit: 5 Minuten
Garzeit: 10 Minuten

Zutaten

1 kleiner Hokkaido-Kürbis (etwa 1 kg)
2 EL Olivenöl
1 TL Thymian, gehackt, frisch oder getrocknet
2 Knoblauchzehen, gepresst
Salz
120 g Schinkenspeck, gewürfelt
300 g Vollkornspaghetti
Backpapier

Zubereitung

1. Ofen auf 200 °C vorheizen.
2. Kürbis waschen, längs halbieren, mit einem Löffel die Kerne herauslösen. In Würfel schneiden und diese mit Öl, Thymian, Knoblauch, Schinken und etwas Salz mischen. Ein Backblech mit Backpapier auslegen, Mix darauf verteilen.
3. Den Kürbis ca. 10 Minuten im Ofen backen, bis das Fruchtfleisch weich ist.

4. Inzwischen die Nudeln in reichlich Salzwasser bissfest garen, danach abgießen.
5. Die Kürbisspalten aus dem Ofen nehmen und mit den Spaghetti in einer Schüssel mischen und servieren.

Nährwertanalyse pro Portion

Brennwert (kcal)	422
Eiweiß (g)	19,0
Kohlenhydrate (g)	63,0
Fett (g)	9,9

TIPP

Dazu schmeckt ein grüner Salat sehr gut.

INFO

Hokkaido-Kürbis müssen Sie nicht schälen. Seine Schale wird beim Garen schnell weich und kann mitgegessen werden.

Linguine mit Lachs und Spargel

▶ **476 kcal und 11,8 g Fett pro Portion**

Lachs enthält essenzielle Omega-3-Fettsäuren, die sich positiv auf das Gehirn und Herz-Kreislaufsystem auswirken. Wenn Sie sich gesund ernähren möchten, sollten Sie mindestens einmal pro Woche fetten Fisch verzehren – dieses Rezept ist dafür ideal.

Portionen: 2
Zubereitungszeit: 5 Minuten
Garzeit: 15 Minuten

Zutaten

100 g Vollkornlinguine oder Vollkornspaghetti
Salz
1 TL Rapsöl
2 Lachsfilets (à 125 g)
50 ml Weißwein
500 g Spargel
150 g Magerquark
1 TL gehackter Dill

Zubereitung

1. Nudeln in reichlich Salzwasser bissfest kochen.
2. In der Zwischenzeit das Öl in einer Pfanne erhitzen und den Spargel darin kurz andünsten. Wein und 100 ml Wasser angießen und den Spargel bei geringer Hitzezufuhr ca. 10 Minuten dünsten.
3. Dann den Lachs in die Pfanne geben und 3 Minuten ziehen lassen. Die Nudeln abgießen, Quark mit Dill untermi-

schen, dann behutsam den Lachs mit dem Spargel vermengen und servieren.

Nährwertanalyse pro Portion

Brennwert (kcal)	476
Eiweiß (g)	44,1
Kohlenhydrate (g)	42,9
Fett (g)	11,8

TIPP

Hierzu schmeckt ein knackiger Blattsalat. Außerhalb der Spargelsaison passen auch Blattspinat, Pak Choi, Chinakohl oder Mangold gut.

INFO

Lässt sich nicht aufwärmen. Reste können aber mit Gemüsebrühe als Suppe weiterverwendet werden.

Nudelsoße mediterran

88 kcal und 4,8 g Fett pro Portion

Eine einfache Soße, die in einer halben Stunde auf dem Tisch steht.

Portionen: 4
Zubereitungszeit: 5 Minuten
Garzeit: 30 Minuten

Zutaten
1 EL Olivenöl
1 Zwiebel, fein gewürfelt
1 Knoblauchzehe, zerdrückt
150 g Zucchini
800 g Tomaten (Dose)
1 TL Zucker
50 g schwarze Oliven, entsteint und klein geschnitten
Pfeffer
2 TL frisch gehackter oder
1 TL getrockneter Oregano

Zubereitung

1. Das Öl in einer beschichteten Pfanne erhitzen. Zwiebel und Knoblauch leicht anbraten.
2. Zucchini raspeln und in die Pfanne geben. 3 Minuten mitbraten, bis die Zucchini weich werden. Tomaten, Zucker und Oliven hinzufügen, die Tomaten mit einem Löffel grob zerkleinern. Aufkochen und zugedeckt 10 Minuten bei kleiner Hitze köcheln lassen.

Nährwertanalyse pro Portion

Brennwert (kcal)	88
Eiweiß (g)	2,7
Kohlenhydrate (g)	9,4
Fett (g)	4,8

TIPP

Mit 75 g Rigatoni (Trockengewicht) und 20 g geriebenem Parmesan enthält das Gericht pro Portion 440 kcal und 13,9 g Fett. Alternativ können Sie die Soße auch mit 300 g gekochten Kartoffeln (pro Portion) essen.

INFO

Im Kühlschrank hält sich die Soße zwei bis drei Tage. Sie ist auch zum Einfrieren geeignet.

Spaghetti mit Chiligarnelen

▶ **450 kcal und 13,0 g Fett pro Portion**

Dieses Rezept ist im Handumdrehen zubereitet, so dass es bestimmt häufig auf den Tisch kommt. Anstelle der Zuckerschoten können Sie auch anderes Gemüse wie jungen Mais oder junge Erbsen verwenden.

Portionen: 2
Zubereitungszeit: 5 Minuten
Garzeit: 10 Minuten

Zutaten

150 g Spaghetti
160 g Zuckerschoten, geputzt
2 EL Olivenöl
1 Chilischote, fein gehackt
250 g gegarte Garnelen
Schale von 1 Zitrone, gerieben
Saft von ½ Zitrone (20 ml)
Salz
Pfeffer

Zubereitung

1. Nudeln in reichlich kochendem Salzwasser bissfest kochen. In den letzten 3 Minuten die Zuckerschoten zufügen und gerade eben gar kochen.
2. Wenn die Pasta fast gar ist, in einem Wok oder einer beschichteten Pfanne das Öl erhitzen und die Chili mit den Garnelen darin anbraten. Sobald die Pfanne richtig heiß ist, vom Herd nehmen und Zitronensaft und Zitronenschale unterziehen, salzen und pfeffern.

3. Nudeln und Zuckerschoten abgießen und zu den Garnelen in den Wok geben, umrühren. Sofort servieren.

Nährwertanalyse pro Portion

Brennwert (kcal)	450
Eiweiß (g)	32,3
Kohlenhydrate (g)	54,0
Fett (g)	13,0

TIPP

Genießer kombinieren die Spaghetti mit 1 kühlen Glas Weißwein und knackigem Salat. Für 1 Glas (125 ml) müssen Sie 85 kcal dazurechnen.

INFO

Dieses Gericht schmeckt auch kalt – nehmen Sie ruhig eine Portion für mittags als Nudelsalat mit. Nicht einfrieren.

Spiralnudeln mit Paprika-Oliven-Soße

465 kcal und 12,4 g Fett pro Portion

Eine stückige Nudelsoße mit viel Vitamin C für starke Abwehrkräfte. Wenn Sie eine cremigere Soße bevorzugen, können Sie sie vor dem Servieren kurz pürieren.

Portionen: 2
Zubereitungszeit: 5 Minuten
Garzeit: 15 Minuten

Zutaten
2 TL Olivenöl
2 rote Paprika (à 160 g), gewürfelt
1 kleine rote Zwiebel (60 g), fein gehackt
400 g Tomaten (Dose), gewürfelt
2 gehäufte TL Tomatenmark (20 g)
1 EL frisches Basilikum, gehackt
50 g schwarze Oliven, entsteint und in Scheiben geschnitten
Salz, Pfeffer
150 g Spiralnudeln (Fusilli)

Zubereitung

1. Das Öl in einer beschichteten Pfanne erhitzen. Paprika und Knoblauch darin weichbraten. Tomatenstücke zugeben und alles aufkochen.

2. Hitze herunterschalten. Tomatenmark, Basilikum, Oliven, Salz und Pfeffer unterrühren. 15 bis 20 Minuten kochen, bis die Soße eindickt.

3. In der Zwischenzeit die Nudeln in Salzwasser bissfest kochen.
4. Die abgetropften Nudeln mit der Soße servieren.

Nährwertanalyse pro Portion

Brennwert (kcal)	465
Eiweiß (g)	13,1
Kohlenhydrate (g)	80,6
Fett (g)	12,4

TIPP

Als Beilage passt dazu ein knackiger grüner Salat. Oder Sie lassen gehackten Spinat in der Soße zusammenfallen. Wenn Sie keine Oliven mögen, ersetzen Sie sie durch die halbe Menge fein gehackter Macadamianüsse.

INFO

Im luftdichten Behälter ist die Soße im Kühlschrank zwei bis drei Tage haltbar. Sie ist auch zum Einfrieren geeignet.

Tagliatelle mit Zitronenchampignons

▶ **434 kcal und 13,4 g Fett pro Portion**

Quark ist ein guter Ersatz für Sahne. In dieser Nudelsoße bildet er die cremige Grundlage für die Champignons. Außerdem liefert er reichlich Kalzium, das für Knochen und Zähne sehr wichtig ist, und jede Menge mageres Eiweiß.

Portionen: 2
Zubereitungszeit: 15 Minuten
Garzeit: 12 Minuten

Zutaten

200 g braune Champignons, halbiert
1 ½ EL Knoblauchöl oder Olivenöl mit 1 kleinen, zerdrückten Knoblauchzehe
Schale von 1 unbehandelten Zitrone, gerieben
150 g Tagliatelle oder Tripoline
150 g Magerquark
Salz, Pfeffer

Zubereitung

1. Das Öl in einer beschichteten Pfanne erhitzen und die Pilze darin unter häufigem Wenden anbraten. Zitronenschale, Salz und Pfeffer zufügen und zugedeckt bei niedriger Hitze weitere 5 Minuten dünsten.
2. In der Zwischenzeit die Nudeln in Salzwasser bissfest kochen und anschließend abgießen.
3. Pilze vom Herd nehmen und den Quark unterrühren, da-

bei bis zu 50 ml heißes Wasser angießen, bis die Soße die gewünschte Konsistenz erreicht hat. Dann die Petersilie unterziehen.

4. Die Soße zu den Nudeln servieren.

Nährwertanalyse pro Portion

Brennwert (kcal)	434
Eiweiß (g)	22,2
Kohlenhydrate (g)	55,0
Fett (g)	13,4

TIPP

Dazu passt ein Salat aus Kirschtomaten und feinen, roten Zwiebelringen, mit Balsamico beträufelt, mit Salz und Pfeffer gewürzt.

INFO

Schmeckt am besten frisch.

Vegetarische Gerichte

Rezepte

Dhal mit Linsen, Spinat und Kardamom

▶ **210 kcal und 4,5 g Fett pro Portion**

Eine einfache, preiswerte Mahlzeit mit wenig Fett, aber vielen Ballaststoffen, die lange satt machen, und mit reichlich Eisen, das für die Blutbildung benötigt wird.

Portionen: 4
Zubereitungszeit: 10 Minuten
Garzeit: 30 Minuten

Zutaten

1 EL Rapsöl
1 Zwiebel, fein gewürfelt
2 Knoblauchzehen, zerdrückt
2 TL Ingwer (10 g), gerieben
1 EL Kümmel, gemahlen
1 EL Kurkuma, gemahlen
200 g rote Linsen
8 Kardamomkapseln, aufgebrochen
170 g TK-Spinat, aufgetaut und abgetropft
30 g frischer Koriander oder Petersilie, gehackt

Zubereitung

1. Das Öl in einer großen, beschichteten Pfanne erhitzen. Zwiebel und Knoblauch hinzugeben und anbraten, bis sie leicht gebräunt sind.
2. Ingwer, Kümmel, Kurkuma und etwas Wasser hinzugeben – damit die Gewürze nicht anbrennen – und 1 Minute weiterkochen.

3. Linsen und Kardamomkapseln sowie 500 ml Wasser unterrühren. Aufkochen, umrühren und bei schwacher Hitze 20 Minuten kochen lassen, dabei eventuell noch etwas Wasser angießen, damit die Linsen aufquellen und weich werden können.
4. Wenn die Linsen fast fertig sind, Spinat zugeben und erhitzen.
5. Vor dem Servieren den Koriander unterrühren.

Nährwertanalyse pro Portion

Brennwert (kcal)	210
Eiweiß (g)	13,3
Kohlenhydrate (g)	28,9
Fett (g)	4,5

TIPP

Mit 40 g Basmatireis (Trockengewicht) pro Person enthält eine Portion 375 kcal und 4,7 g Fett.

INFO

Dieses Gericht ist zum Einfrieren geeignet. Im Kühlschrank im luftdichten Behälter ist es zwei bis drei Tage haltbar.

Mandelmilchreis mit Obstsalat

471 kcal und 11,4 g Fett pro Portion

Eine gesunde süße Mahlzeit mit reichlich Kalzium, das Knochen und Zähne stärkt. Mandeln liefern viel Magnesium und Kalium – wichtig für Muskeln, Herz und Nervensystem.

Portionen: 2
Zubereitungszeit: 5 Minuten
Garzeit: 25 Minuten

Zutaten
Für den Milchreis:
300 ml Milch (1,5 % Fett)
100 g Milchreis
1 Päckchen Vanillezucker
30 g Mandeln, gehobelt

Für den Obstsalat:
1 Apfel, mit Schale gewürfelt
1 Kiwi, gewürfelt
1 Banane, in Scheiben geschnitten
1 EL Zitronensaft

Zubereitung

1. Einen Topf mit kaltem Wasser ausschwenken, Wasser wegschütten und die Milch darin erhitzen. Milchreis und Vanillezucker zugeben, aufkochen und bei schwacher Hitze ca. 25 Minuten quellen lassen, zwischendurch umrühren.
2. Inzwischen für den Obstsalat Apfel, Banane und Kiwi in eine Schüssel geben und den Zitronensaft darüberträufeln.

3. Zum Schluss die Mandeln in einer Pfanne ohne Fett rösten, bis sie duften. Milchreis warm oder kalt mit Mandeln bestreuen und mit Obstsalat anrichten.

Nährwertanalyse pro Portion

Brennwert (kcal)	471
Eiweiß (g)	12,6
Kohlenhydrate (g)	77,3
Fett (g)	11,4

TIPP

Wenn Sie den Obstsalat auf den Milchreis geben, sollten Sie ihn sofort essen. Kiwi enthält ein eiweißspaltendes Enzym, das Milchprodukte mit der Zeit bitter schmecken lässt. Statt 1 Apfel können Sie auch 1 Birne nehmen, statt Kiwi 1 Mandarine.

Mangopfannkuchen

▶ **438 kcal und 11,1 g Fett pro Portion**

Mangos enthalten sehr viel Beta-Karotin, das die Sehkraft unterstützt. Das Mineralwasser im Teig macht die Pfannkuchen schön locker. Durch die Ballaststoffe im Mehl bleiben Sie lange satt.

Portionen: 2
Zubereitungszeit: 10 Minuten
Garzeit: 10 Minuten

Zutaten

150 g Weizenvollkornmehl
1 Ei (M)
200 ml Milch (1,5 % Fett)
50 ml Mineralwasser
1 Päckchen Vanillezucker
2 TL Rapsöl
½ Mango (200 g), in schmale Spalten geschnitten

Zubereitung

1. Mehl, Ei, Milch, Mineralwasser und Vanillezucker gut verrühren.
2. 1 TL Öl in einer beschichteten Pfanne erhitzen. Die Hälfte des Teigs in die Pfanne geben, Hälfte der Mango darauf verteilen, goldgelb backen. Dann den Pfannkuchen mit Hilfe eines Deckels wenden und von der anderen Seite ebenfalls goldgelb backen. Pfannkuchen auf einen Teller stürzen. Den zweiten Pfannkuchen genauso backen.

Nährwertanalyse pro Portion

Brennwert (kcal)	438
Eiweiß (g)	16,4
Kohlenhydrate (g)	66,5
Fett (g)	11,1

TIPP

Als Variante zu Mango können Sie auch 1 geschälten Apfel in Spalten auf die Pfannkuchen legen. Statt des Vollkornmehls können Sie auch Weizenmehl Type 1700 verwenden. Es ist nicht so dunkel wie Vollkornmehl, enthält aber mehr wertvolle Inhaltsstoffe als Weizenmehl Type 405.

Peperonata mit Ei

250 kcal und 13,4 g Fett pro Portion

Peperonata ist ein Paprikagericht aus Italien. In dieser Version werden die Eier mit der Peperonata im Ofen gebacken. Paprika ist ein toller Vitamin-C-Lieferant, besonders rote Paprika enthält sehr viel davon und unterstützt damit das Immunsystem.

Portionen: 2
Zubereitungszeit: 10 Minuten
Garzeit: 40 Minuten

Zutaten

1 EL Olivenöl
1 Zwiebel, in Ringen
2 Knoblauchzehen, zerdrückt
3 Paprika
beliebiger Farbe (480 g),
in Streifen
4 Tomaten (340 g),
gehäutet und geviertelt
Salz
Pfeffer
2 große Eier (L)

Zubereitung

1. Ofen auf 190 °C vorheizen.
2. Das Olivenöl in einer kleinen, beschichteten Pfanne erhitzen, Zwiebeln und Knoblauch darin leicht anbräunen.
3. Paprikastreifen und Tomaten unterrühren, mit Salz und Pfeffer würzen und unter gelegentlichem Rühren 5 Minuten dünsten.

4. Das Gemüse in eine leicht gefettete, flache Auflaufschale füllen und zwei »Nester« für die Eier formen.
5. In jedes Nest 1 Ei aufschlagen. 10 bis 15 Minuten im Ofen backen, bis die Eier gar sind. Sofort servieren.

Nährwertanalyse pro Portion

Brennwert (kcal)	250
Eiweiß (g)	11,9
Kohlenhydrate (g)	20,0
Fett (g)	13,4

TIPP

Dazu passt frisches, knuspriges Brot. Mit 1 Scheibe Vollkornbrot: 335 kcal und 13,8 g Fett.

INFO

Zum sofortigen Verzehr gedacht.

Quarkauflauf mit Cranberrys und Äpfeln

▶ **473 kcal und 9,0 g Fett pro Portion**

Dieser süße Auflauf liefert sehr viel Eiweiß, das lange satt macht und die Fettverbrennung ankurbelt. Äpfel, Cranberrys und Vollkornzwieback enthalten viele Ballaststoffe, die sich positiv auf die Verdauung auswirken.

Portionen: 2
Zubereitungszeit: 10 Minuten
Garzeit: 30 Minuten

Zutaten

20 g getrocknete Cranberrys
2 Äpfel, geschält und in Spalten geschnitten
80 g Vollkornzwieback
300 g Magerquark
2 Eier (M), getrennt
1 EL Zucker (25 g)

Zubereitung

1. Backofen auf 200 °C vorheizen. Cranberrys mit 200 ml Wasser aufkochen.
2. Die Äpfel in eine Auflaufform schichten.
3. Zwieback in eine Schüssel bröseln, mit Quark, Eigelb und Zucker vermischen. Eiweiß steif schlagen, mit den Cranberrys unterziehen. Die Quarkmasse über die Äpfel gießen. Den Auflauf im Ofen ca. 25 bis 30 Minuten backen.

Nährwertanalyse pro Portion

Brennwert (kcal)	473
Eiweiß (g)	31,7
Kohlenhydrate (g)	64,3
Fett (g)	9,0

TIPP

Birnen eignen sich auch gut für den Auflauf. Wenn Sie 100 g frische Kirschen oder 150 g frische Pflaumen verwenden, verzichten Sie auf die Cranberrys.

Risotto tricolore

450 kcal und 11,3 g Fett pro Portion

Die Rote Bete, der orange Kürbis und die sattgrünen Erbsen machen diesen Risotto zur Augenweide. Zudem liefert er viele Ballaststoffe, die den Blutzuckerspiegel nur langsam ansteigen lassen. Außerdem quellen Ballaststoffe im Magen auf und sorgen so für ein langes Sättigungsgefühl.

Portionen: 4
Zubereitungszeit: 15 Minuten
Backzeit: 45 Minuten

Zutaten

300 g Hokkaido-Kürbis, in Spalten geschnitten
300 g Rote Bete (roh), in Spalten geschnitten
3 EL Olivenöl
150 g Schalotten, in Ringen
50 ml Wermut oder trockener Wein
700–800 ml Gemüsebrühe
250 g TK-Erbsen, aufgetaut
300 g Risottoreis (Rundkornreis)
100 g geriebener Parmesan
Salz, Pfeffer

Zubereitung

1. Ofen auf 200 °C vorheizen.
2. Kürbis und Rote Bete in eine Rührschüssel geben, mit 2 TL Olivenöl übergießen und wenden, bis das Gemüse rundum mit Öl überzogen ist. Auf einem Backblech ausbreiten und etwa 15 Minuten backen, bis das Gemüse gar ist.

3. Das restliche Öl in einer großen, beschichteten Pfanne erhitzen und die Schalotten darin leicht anbräunen. Wermut und Reis zugeben und gründlich verrühren. Etwa die Hälfte der Brühe angießen und den Risotto langsam zum Kochen bringen. Bei leichter Hitze ca. 20 Minuten köcheln lassen, bis der Reis weich ist; dabei nach Bedarf weitere Brühe zugeben.
4. Die Erbsen in den letzten 5 Minuten hinzufügen und erhitzen. Mit Salz und Pfeffer abschmecken.
5. Den fertigen Risotto mit dem gebackenen Gemüse auf vorgewärmten Tellern anrichten. Mit Parmesan bestreuen.

Nährwertanalyse pro Portion

Brennwert (kcal)	450
Eiweiß (g)	16,9
Kohlenhydrate (g)	74,0
Fett (g)	11,3

TIPP

Kürbis und Rote Bete können Sie durch 250 g Champignons oder Sojabohnen ersetzen.

INFO

Zum sofortigen Verzehr gedacht.

Schupfnudelpfanne mit Feta

▶ **442 kcal und 13,7 g Fett pro Portion**

Spargel ist ein tolles Gemüse, er wirkt entwässernd und gleicht den Mineralstoffhaushalt aus. Schupfnudeln sind eine süddeutsche Spezialität, die aus Kartoffeln hergestellt wird.

Portionen: 2
Zubereitungszeit: 5 Minuten
Garzeit: 15 Minuten

Zutaten

1 EL Rapsöl
1 Zwiebel, gewürfelt
250 g grüner Spargel, in 2 cm große Stücke geschnitten
150 ml Gemüsebrühe
Salz
Pfeffer
250 g TK-Erbsen
250 g Schupfnudeln
100 g fettarmer Feta

Zubereitung

1. Öl in einer großen Pfanne erhitzen. Zwiebel und Spargel darin andünsten, Gemüsebrühe zugeben. Mit Salz und Pfeffer abschmecken und ca. 10 Minuten bei kleiner Hitze mit Deckel garen.
2. Dann die Erbsen und Schupfnudeln in der Pfanne heiß werden lassen.
3. Zum Schluss den Feta darüberbröseln.

Nährwertanalyse pro Portion

Brennwert (kcal)	442
Eiweiß (g)	30,7
Kohlenhydrate (g)	47,4
Fett (g)	13,7

TIPP

Der Spargel kann durch die gleiche Menge Spinat ersetzt werden. Diesen aber erst mit den Erbsen zugeben.

Teigtaschen mit Schafskäse und Pilzen

326 kcal und 12,4 g Fett pro Portion

Die kleinen Teigtaschen sehen viel kniffliger aus, als sie tatsächlich sind. Die Füllung lässt sich fast beliebig variieren – anstelle von Champignons können Sie beispielsweise Paprika, Zucchini, Spinat oder Tomaten nehmen. Mit einem Ölsprüher können Sie das Fett minimieren. Wer keinen hat, kann das Öl auch mit Wasser vermischt sparsam aufpinseln.

Portionen: 2
Zubereitungszeit: 15 Minuten
Backzeit: 15 bis 20 Minuten

Zutaten für 4 Teigtaschen

250 g Champignons, geputzt und geviertelt
100 g Yufkateig (Filoteig)
100 g fettarmer Feta, gewürfelt
1 Zweig Rosmarin, fein gehackt
1 kleine rote Zwiebel, in Ringe geschnitten
2 TL Olivenöl (oder Ölsprüher verwenden)

Zubereitung

1. Den Ofen auf 190 °C vorheizen.
2. Pilze, Schafskäse und Zwiebel in einer Schüssel mischen. Mit Pfeffer und Rosmarin würzen.
3. Yufkateig sparsam mit Öl bepinseln oder einsprühen und jeweils auf die Hälfte zusammenklappen. Ein Viertel der

Füllung in die Mitte des Teigblatts setzen; die Ecken oben zusammenziehen, so dass eine Tasche bzw. ein Beutel entsteht. Auf ein Backblech setzen und noch einmal mit etwas Öl besprühen.

4. Die übrigen 3 Teigtaschen ebenso herstellen. 15 bis 20 Minuten im Ofen goldbraun backen.
5. Warm servieren.

Nährwertanalyse pro Portion (2 Taschen)

Brennwert (kcal)	326
Eiweiß (g)	20,7
Kohlenhydrate (g)	32,5
Fett (g)	12,4

TIPP

Als Beilage gibt es Salat und ein Stück Obst. Mit 1 Banane (125 g) oder 150 g Weintrauben oder 300 g Melone oder 200 g Mango kommen Sie auf 436 kcal und 12,4 g Fett.

INFO

Schmeckt am besten frisch, denn im Kühlschrank wird der Yufkateig matschig. Yufka (auch Filoteig genannt) wird so knusprig wie Blätterteig, ist aber sehr viel leichter, da er nur aus Wasser und Mehl besteht.

Gemüsewähe

216 kcal und 12,3 g Fett pro Portion

Yufka- oder Filoteig ist ein Segen für alle, die abnehmen möchten, weil er weniger Fett enthält als Blätterteig und sich zu saftigen Teigwaren verarbeiten lässt. In der türkischen Küche wird der Teig mit geschmolzener Butter oder Öl bepinselt und dadurch recht fettreich. Benutzen Sie stattdessen lieber ein Sprühöl, das nur einen feinen Nebel erzeugt.

Portionen: 4
Zubereitungszeit: 20 Minuten
Backzeit: 30 bis 40 Minuten

Zutaten

1 EL Olivenöl
2 mittelgroße Zucchini (180 g), in dünne Scheiben geschnitten
250 g Staudensellerie, in dünne Scheiben geschnitten
4 Frühlingszwiebeln, geputzt und grob gehackt
20 g frische Petersilie, fein gehackt
Salz
Pfeffer
100 g Yufkablätter (Filoteig)
250 g Ricotta
Sprühöl

Zubereitung

1. Olivenöl in einer großen, beschichteten Pfanne erhitzen und die Zucchini mit dem Sellerie hinzufügen. Auf kleiner Stufe etwa 10 Minuten dünsten, dabei immer wieder wenden. Vom Herd nehmen und Frühlingszwiebeln und Pe-

tersilie beigeben. Mit Salz und Pfeffer würzen und gut vermengen. Etwas abkühlen lassen.

2. Eine runde Kuchenform von ca. 20 cm Durchmesser mit etwas Öl aussprühen. Die Hälfte der Yufkablätter leicht mit Öl besprühen und überlappend so in die Form legen, dass Boden und Rand abgedeckt sind.
3. Ricotta unter das Gemüse rühren und die Füllung in die Form geben. Die Teigränder so nach innen falten, dass die Füllung teilweise bedeckt ist.
4. Die restlichen Teigblätter mit Öl einsprühen und den Kuchen damit abdecken. Bei 200 °C in etwa 35 bis 40 Minuten goldbraun backen. Aus dem Ofen nehmen und vor dem Servieren etwas abkühlen lassen.

Nährwertanalyse pro Portion

Brennwert (kcal)	216
Eiweiß (g)	8,8
Kohlenhydrate (g)	18,0
Fett (g)	12,3

TIPP

Dazu gibt es Tomatenscheiben und knuspriges Brot. Mit 2 Scheiben Vollkornbrot (à 45 g) pro Portion und 1 Tomate: 407 kcal und 13,8 g Fett.

INFO

Die Gemüsewähe ist im Kühlschrank zwei bis drei Tage haltbar.

Beilagen

Rezepte

Reis-Grundrezept

▶ **249 kcal und 3,6 g Fett pro Portion**

Einfach, aber delikat. Dieser Reis ist eine klassische und einfache Beilage. Vollkornreis ist gegenüber geschältem Reis zu bevorzugen, da er viele Ballaststoffe enthält: Sie quellen im Magen nach und sorgen so für langanhaltende Sättigung.

Portionen: 2
Zubereitungszeit: 5 Minuten
Garzeit: 20 Minuten

Zutaten

1 TL Olivenöl
1 kleine Zwiebel, fein gewürfelt
125 g (Vollkorn-)Reis
250 ml Gemüsebrühe

Zubereitung

1. Das Olivenöl in einem kleinen Topf erhitzen. Zwiebeln und Reis darin glasig anbraten, mit der Gemüsebrühe ablöschen. Aufkochen und je nach Reissorte ca. 20 Minuten bei geringer Hitze zugedeckt köcheln lassen, bis der Reis gar ist. Vollkornreis benötigt ca. 40 Minuten. Wenn nötig, etwas Wasser zugeben.

Nährwertanalyse pro Portion

Brennwert (kcal)	249
Eiweiß (g)	5,4
Kohlenhydrate (g)	48,0
Fett (g)	3,6

TIPP

Passt zu Pfannengerichten, Schmorgerichten oder gegrilltem Fleisch. Sie können den Reis auch ohne Öl erst erhitzen und dann mit Brühe angießen: 210 kcal und 1,3 g Fett. Der Reis kann von Ihnen einfach mit 20 g getrockneten Früchten, z. B. Rosinen oder Aprikosen, aufgepeppt werden. Dadurch erhöht sich der Kaloriengehalt auf 278 kcal pro Portion. Für Tomatenreis statt Wasser Tomatensaft nehmen: 267 kcal und 3,8 g Fett. Oder einfach frische Kräuter unterziehen – die Kalorien müssen Sie nicht extra berechnen.

INFO

Reis lässt sich gut im Kühlschrank aufbewahren – am besten in der Mikrowelle aufwärmen und evtl. etwas Flüssigkeit zugeben.

Griechische Erbsen mit Lauch und Petersilie

▶ **162 kcal und 7,4 g Fett pro Portion**

Eine einfache Gemüsebeilage mit viel Vitamin C und Ballaststoffen, die ideal zu gegrilltem Fleisch oder Fisch passt.

Portionen: 2
Zubereitungszeit: 5 Minuten
Garzeit: 10 Minuten

Zutaten

2 TL Olivenöl
100 g Lauch,
in Ringe geschnitten
Salz
100 g Sojabohnen (frisch oder TK)
100 g Erbsen (frisch oder TK)
1 EL gehackte Petersilie

Zubereitung

1. Olivenöl in einer großen, beschichteten Pfanne erhitzen und den Lauch bei kleiner Hitze 5 Minuten dünsten.
2. 50 ml Wasser und Salz hinzufügen, aufkochen lassen, dann die Sojabohnen und Erbsen zugeben. 5 Minuten köcheln, bis das Gemüse gar ist. Zum Schluss die Petersilie unterrühren.
3. Sofort servieren.

Nährwertanalyse pro Portion

Brennwert (kcal)	162
Eiweiß (g)	10,5
Kohlenhydrate (g)	13,1
Fett (g)	7,4

TIPP

Passt zum Beispiel zu mariniertem Lamm und Kartoffelbrei. Wenn Sie möchten, können Sie die Sojabohnen durch (tiefgefrorene) dicke Bohnen ersetzen.

INFO

Schmeckt am besten frisch – lässt sich aber auch in der Mikrowelle aufwärmen.

Kartoffelbrei mit Lauch und Senf

▶ **185 kcal und 1,5 g Fett pro Portion**

Ein einfaches, fettarmes Rezept, das gleichermaßen gut zu Geschmortem wie Gegrilltem passt. Lauch liefert viel Folsäure und unterstützt damit die Zellteilung.

Portionen: 2
Zubereitungszeit: 5 Minuten
Garzeit: 20 Minuten

Zutaten
400 g mehligkochende Kartoffeln, geschält und geviertelt
100 ml Milch (1,5 % Fett)
1 Stange Lauch, davon das untere Weiße in dünnen Ringen
Salz
Pfeffer
Muskatnuss, gemahlen
1 TL (15 g) Senf

Zubereitung

1. Kartoffeln in Wasser in etwa 15 bis 20 Minuten garen.
2. Inzwischen die Milch mit dem Lauch in einem Topf langsam aufkochen und 5 Minuten zugedeckt köcheln lassen. Vom Herd nehmen.
3. Wenn die Kartoffeln weich sind, abgießen und wieder in den Topf geben.
4. Den Lauch auf ein grobes Sieb gießen, dabei die Milch auffangen. Die Milch zu den Kartoffeln geben. Die Kartoffeln mit einem Kartoffelstampfer in der Milch zerstampfen.

Mit Salz, Pfeffer und Muskat abschmecken, dann den Senf und den Lauch unterrühren.

5. Sofort servieren.

Nährwertanalyse pro Portion

Brennwert (kcal)	185
Eiweiß (g)	7,1
Kohlenhydrate (g)	38,0
Fett (g)	1,5

TIPP

Probieren Sie das Gericht statt mit Senf mit 50 g geriebenem Emmentaler: 282 kcal und 8,9 g Fett pro Portion. Der Kartoffelbrei kann auch mit frischem Spinat statt Lauch zubereitet werden. Dafür 150 g jungen Spinat klein schneiden und in einem Topf zusammenfallen lassen.

INFO

Schmeckt frisch am besten, aber auch zum Aufwärmen in der Mikrowelle geeignet.

Ofenrotkohl

▶ **85 kcal und 0,5 g Fett pro Portion**

Diese Beilage ist ein beliebter Klassiker zu Schweinefleischgerichten oder Braten. Der Kohl kann mit anderen Gerichten zusammen im Ofen garen.

Portionen: 4
Zubereitungszeit: 10 Minuten
Garzeit: 60 bis 90 Minuten

Zutaten

500 g Rotkohl, grob geraspelt
1 rote Zwiebel, in feinen Ringen
1 mittelgroßer mürber Apfel, geschält, entkernt und grob gehackt
½ TL gemahlener Zimt
1 TL (12 g) Rohrzucker
1 EL (25 g) Sultaninen
1 EL (15 ml) Weinessig
200 ml Gemüsebrühe

Zubereitung

1. Ofen auf 170 °C vorheizen.
2. Alle Zutaten in eine ofenfeste Kasserolle geben, zudecken und für 1 Stunde in den Ofen schieben. Zwischendurch ab und zu umrühren.

Nährwertanalyse pro Portion

Brennwert (kcal)	85
Eiweiß (g)	2,0
Kohlenhydrate (g)	17,6
Fett (g)	0,5

TIPP

Wenn noch etwas von diesem Gericht übrig ist, können Sie den Rotkohl als Salat verwenden. Dazu mit Balsamico abschmecken.

INFO

Zum Einfrieren geeignet. Im Kühlschrank ist der Ofenrotkohl zwei bis drei Tage haltbar.

Polenta mit Parmesan und Schalotten

165 kcal und 4,8 g Fett pro Portion

Sie können Kartoffeln und Reis nicht mehr sehen? Eine schnelle Polenta ist eine schöne Abwechslung, und diese hier schmeckt durch Parmesan und Schalotten gleich doppelt so gut.

Portionen: 2
Zubereitungszeit: 15 Minuten
Garzeit: 10 Minuten

Zutaten
1 TL Olivenöl
60 g Schalotten, fein gehackt
60 g Polenta
Salz
20 g (2 EL) Parmesan, fein gerieben

Zubereitung

1. Das Öl in einem kleinen Topf erhitzen und die Schalotten darin glasig dünsten.
2. 250 ml Wasser dazugießen und aufkochen, dann die Polenta, Salz und Parmesan zugeben und während des Garens umrühren (etwa 15 Minuten).
3. Sobald die Polenta fest wird, auftischen.

Nährwertanalyse pro Portion

Brennwert (kcal)	165
Eiweiß (g)	5,9
Kohlenhydrate (g)	24,4
Fett (g)	4,8

TIPP

Passt zu gegrilltem Fleisch oder Ratatouille (S. 244).

INFO

Wenn Sie die heiße Polenta in eine Backform füllen, können Sie sie kalt stellen, in Scheiben schneiden und entweder grillen oder im Ofen überbacken.

Ratatouille

85 kcal und 1,2 g Fett pro Portion

Dieses Rezept ist ein klassischer Eintopf. Es handelt sich um eine ganz einfache mediterrane Gemüsesuppe mit vielen Vitaminen und Mineralstoffen ohne zusätzliches Fett, die bestens zu gegrilltem Huhn oder Fisch passt. Viel Gemüse sorgt für ausreichende Sättigung, ohne den Körper zu belasten.

Portionen: 4
Zubereitungszeit: 15 Minuten
Garzeit: 20 Minuten

Zutaten

400 g Tomaten (Dose)
160 g rote Zwiebel,
geschält und in dünnen Ringen
200 g kleine Zucchini,
in 1 cm dicken Scheiben
200 g Paprika
3 Knoblauchzehen, zerdrückt
Salz, Pfeffer
200 g Aubergine,
gewürfelt
3 Knoblauchzehen, zerdrückt
8–10 Basilikumblätter,
zerrupft
1 TL getrockneter oder
frischer Oregano

Zubereitung

1. Tomaten in einen großen Topf geben, mit einem Löffel grob zerkleinern und Zwiebel, Zucchini, Aubergine, Paprika und Knoblauch zufügen.

2. Mit Salz und Pfeffer würzen und zum Kochen bringen. Bei niedriger Hitze 20 Minuten leicht köcheln lassen.
3. Vom Herd nehmen, sobald das Gemüse gar ist. Dann Basilikum und Oregano einrühren.
4. Warm servieren.

Nährwertanalyse pro Portion

Brennwert (kcal)	85
Eiweiß (g)	2,5
Kohlenhydrate (g)	16,1
Fett (g)	1,2

TIPP

Mit 40 g weißem Reis (Trockengewicht) und 20 g Parmesan: 375 kcal und 9,3 g Fett. Lecker ist das Gericht auch als Nudelsoße oder zu Gegrilltem. Statt Basilikum können Sie auch Rosmarin, Thymian oder Salbei beigeben.

INFO

Im Kühlschrank zwei bis drei Tage haltbar. Auch zum Einfrieren geeignet.

Zerstampfte Frühkartoffeln mit Kräutern und Olivenöl

▸ **135 kcal und 3,5 g Fett pro Portion**

Dieses Rezept ist ganz einfach und schnell zubereitet und passt als Beilage zu jedem Fleisch- oder Gemüsegericht. Frühkartoffeln muss man nicht unbedingt schälen, da sie nur eine hauchdünne Schale haben.

Portionen: 1
Zubereitungszeit: 5 Minuten
Garzeit: 15 Minuten

Zutaten

150 g kleine Frühkartoffeln
Salz
Pfeffer
1 TL Olivenöl
1 TL gehackte frische Kräuter wie Pfefferminze, Petersilie, Kerbel oder Koriander

Zubereitung

1. Die Frühkartoffeln gründlich waschen, aber nicht schälen.
2. Kartoffeln dämpfen oder kochen, bis sie gerade eben gar sind – etwa 12 bis 15 Minuten.
3. Kartoffeln abgießen und mit einem Kartoffelstampfer leicht zerdrücken.
4. Vorsichtig mit Öl beträufeln und mit Salz, Pfeffer und den frischen Kräutern abschmecken.

Nährwertanalyse pro Portion

Brennwert (kcal)	135
Eiweiß (g)	2,1
Kohlenhydrate (g)	23,2
Fett (g)	3,5

TIPP

Ausgezeichnet zu gegrilltem Huhn oder Fleisch, schmeckt auch gut zu Aufläufen. Statt Öl und Kräutern können Sie auch 1 EL grünes oder rotes Pesto zu den Kartoffeln geben.

INFO

Am besten frisch – lässt sich aber auch in der Mikrowelle aufwärmen.

Orangen-Couscous

▶ **154 kcal und 0,8 g Fett pro Portion**

Eine sehr einfache Beilage, die gegrilltem Fisch oder Huhn mehr Pfiff verleiht. Das Rezept ist ausreichend für zwei gute Portionen. Couscous ist vorgekochter grober Weizengrieß – eine nordafrikanische Spezialität.

Portionen: 2
Zubereitungszeit: 5 Minuten
Garzeit: 5 Minuten

Zutaten

150 g Couscous
Salz
1 große unbehandelte Orange

Zubereitung

1. Couscous in eine Schüssel geben. Die Orangenschale fein reiben und mit etwas Salz zum Couscous geben. Orange auspressen und den Saft mit kochendem Wasser auf 300 ml auffüllen, den Couscous damit übergießen.
2. 10 Minuten quellen lassen.
3. Den Couscous mit einer Gabel auflockern. Warm oder kalt servieren.

Nährwertanalyse pro Portion

Brennwert (kcal)	154
Eiweiß (g)	5,1
Kohlenhydrate (g)	30,6
Fett (g)	0,8

TIPP

Schmeckt ausgezeichnet zu gegrilltem Huhn oder Fisch. Probieren Sie das Gericht einmal kalt – mit 80 g gekochten grünen Bohnen und 1 EL (16 g) Pinienkernen ergibt es einen köstlichen Salat (364 kcal und 16,0 g Fett pro Portion). Oder garen Sie den Couscous mit der Flüssigkeit in der Mikrowelle.

INFO

Der Couscous ist im Kühlschrank zwei Tage haltbar; allerdings geht der Vitamin-C-Gehalt aus den Zitrusfrüchten dabei zurück. Lässt sich prima in der Mikrowelle aufwärmen.

Rezepte

Belegte Brote und Sandwiches

Bruschetta mit Mozzarella, Basilikum und Tomaten

310 kcal und 10,8 g Fett pro Portion

Der Light-Käse enthält weniger Fett, sein Eiweiß bringt außerdem die Fettverbrennung in Schwung. Der Bioaktivstoff Lycopin aus den Tomaten wirkt antioxidativ – das senkt das Risiko für Herz-Kreislauferkrankungen.

Portionen: 2
Zubereitungszeit: 5 Minuten
Garzeit: 5 Minuten

Zutaten

1 Baguettebrötchen oder kleines Baguette (130 g), längs halbiert
1 Knoblauchzehe, geschält
2 TL Olivenöl
125 g Mozzarella light, in dünnen Scheiben
160 g reife Kirschtomaten, halbiert, oder 2 Tomaten, gehäutet und gehackt
5–6 Blätter Basilikum, gewaschen und klein gezupft
Pfeffer

Zubereitung

1. Das aufgeschnittene Baguette bei 200 °C im vorgeheizten Ofen 5 bis 10 Minuten backen, damit es richtig knusprig wird. Alternativ können Sie das Brötchen auch auf dem Brötchenaufsatz des Toasters toasten.

2. Das Baguette aus dem Ofen nehmen, mit der Knoblauchzehe einreiben, mit Olivenöl beträufeln und mit Tomaten, Mozzarella und Basilikumblättern belegen.

3. Etwas Pfeffer darübermahlen und sofort servieren.

Nährwertanalyse pro Portion

Brennwert (kcal)	310
Eiweiß (g)	12,7
Kohlenhydrate (g)	39,6
Fett (g)	10,8

TIPP

Zusammen mit einer Portion Obstsalat (S. 282) oder 200 ml Fruchtsaft wird das Baguette zu einer vollwertigen Mahlzeit. Mit Obstsalat: 410 kcal und 11,1 g Fett pro Portion. Mit Fruchtsaft: 416 kcal und 11,5 g Fett pro Portion. Noch gesünder wird's, wenn Sie Vollkornbaguette verwenden, die Ballaststoffe lassen den Blutzuckerspiegel nur langsam ansteigen – so bleiben Sie länger satt.

INFO

Das Baguette sofort essen, da es bei längerem Liegen durchweichen kann. Weitere Vorschläge für die Zusammenstellung von belegten Broten finden Sie im Anhang (S. 412).

Ciabatta mit Pesto und jungem Spinat

▶ **310 kcal und 12,2 g Fett pro Portion**

Dieses vegetarische Brötchen ist eine wahre Vitaminbombe. Im Spinat steckt reichlich Vitamin K für die Blutbildung, Bet-Karotin für eine gesunde Haut und Augen, B-Vitamine für die Nerven und Folsäure für die Zellneubildung.

Portionen: 1
Zubereitungszeit: 5 Minuten
Garzeit: 0 Minuten

Zutaten

1 Ciabattabrötchen (70 g)
30 g fettarmer Frischkäse (max. 10% Fett)
1 gestrichener EL Pesto (15 g)
1 Handvoll junger Spinat (15 g), gewaschen
6 Kirschtomaten (90 g), gewaschen

Zubereitung

1. Das Brötchen halbieren und beide Hälften mit dem Frischkäse bestreichen, eine noch zusätzlich mit Pesto.
2. Die Spinatblätter auf dem Pesto verteilen und beide Hälften zusammenklappen.
3. Dazu gibt es die Kirschtomaten.

Nährwertanalyse pro Portion

Brennwert (kcal)	310
Eiweiß (g)	11,8
Kohlenhydrate (g)	36,6
Fett (g)	12,2

TIPP

Dazu passen 1 Glas ungesüßter Fruchtsaft (200 ml) und 2 Pflaumen (100 g): 430 kcal und 12,6 g Fett. Sie können stattdessen aber auch 1 gehackte Walnuss (4 g) auf dem Spinat verteilen (337 kcal, 14,6 g Fett). Wurstliebhaber können das Pesto weglassen und dafür das Ciabatta mit 30 g magerem Putenschinken belegen.

INFO

Wenn Sie keinen jungen Spinat bekommen, können Sie auch Mangold oder Feldsalat verwenden. Statt eines Ciabattas können Sie auch ein Vollkornbrötchen (60 g) essen. Weitere Vorschläge für die Zusammenstellung von belegten Broten finden Sie im Anhang (S. 412).

Forellensandwich mit Meerrettich und Feldsalat

223 kcal und 3,0 g Fett pro Portion

Forelle ist reich an Vitamin D – das für die Knochenbildung wichtig ist. Feldsalat liefert wichtiges Eisen für die Sauerstoffversorgung der Zellen.

Portionen: 1
Zubereitungszeit: 5 Minuten
Garzeit: 0 Minuten

Zutaten

1 EL (30 g) Magerquark
1 gestrichener EL Meerrettich (15 g) aus dem Glas
25 g Feldsalat
2 Scheiben Vollkorntoast (à 30 g)
60 g geräucherte Forelle
50 g Gurke mit Schale, in Scheiben

Zubereitung

1. Quark mit Meerrettich vermischen, beide Toastscheiben damit bestreichen und den Feldsalat darauf verteilen. Auf eine Toasthälfte die Forelle geben und mit der zweiten Scheibe bedecken.
2. Zum Sandwich die Gurkenscheiben essen.

Nährwertanalyse pro Portion

Brennwert (kcal)	223
Eiweiß (g)	22,0
Kohlenhydrate (g)	36,2
Fett (g)	3,0

TIPP

Wenn Sie das Sandwich am Abend essen, dürfen Sie auch 1 kleines Glas Bier (150 ml) oder 1 Weinschorle aus 100 ml Wein dazu trinken: 382 kcal, 3,0 g Fett.

INFO

Luftdicht verpackt ist das Sandwich im Kühlschrank 24 Stunden haltbar. Weitere Vorschläge für die Zusammenstellung von belegten Broten finden Sie im Anhang (S. 412).

Dips, Dressings & Soßen

Rezepte

Currygarnelendip

149 kcal und 8,5 g Fett pro Portion

Der Dip aus Garnelen und Gurke schmeckt nicht nur zu Ofen- oder Pellkartoffeln, sondern auch als Brotbelag. Die Garnelen sind reich an Vitamin E, das antioxidativ wirkt und Herz-Kreislauferkrankungen vorzubeugen hilft.

Portionen: 1
Zubereitungszeit: 10 Minuten
Garzeit: 0 Minuten

Zutaten

2 EL (60 g) Magerquark
1 gestrichener EL (15 g) Currypaste oder andere Würzpaste nach Wahl
1 Frühlingszwiebel, gut gewaschen und fein gehackt
40 g Gurke mit Schale, fein gewürfelt
100 g gekochte, geschälte Garnelen

Zubereitung

1. Den Quark gründlich mit Currypaste, Zwiebel und Gurke verrühren.
2. Zum Schluss die Garnelen zufügen.

Nährwertanalyse pro Portion

Brennwert (kcal)	149
Eiweiß (g)	27,5
Kohlenhydrate (g)	4,9
Fett (g)	8,5

TIPP

Statt frischer Gurke können Sie auch Essiggurken oder fein gehackte Radieschen verwenden. Dazu passen 200 g gekochte Kartoffeln (318 kcal, 2,6 g Fett). Wenn Sie den Dip als Brotbelag essen, können Sie zwischen 2 Scheiben Vollkorn- oder Grahambrot (à 45 g) oder 1 Vollkornbrötchen (60 g) wählen (282 kcal, 9,4 g Fett).

INFO

Der Dip ist im Kühlschrank 24 Stunden haltbar.

Forellenpaté

187 kcal und 7,4 g Fett pro Portion

Diese Paté eignet sich auch zum Dippen. Forelle liefert neben wichtigem Vitamin D auch reichlich Vitamin B_{12}. In der Limonenschale stecken wertvolle Bioaktivstoffe.

Portionen: 2
Zubereitungszeit: 5 Minuten
Garzeit: 0 Minuten

Zutaten

100 g geräucherte Forelle
200 g Magerquark oder fettarmer Frischkäse (max. 10 % Fett)
Geriebene Schale und Saft von ½ Limette
schwarzer Pfeffer
Salz

Zubereitung

1. Die Forelle mit einer Gabel zerkleinern und in einer kleinen Schüssel mit dem Frischkäse oder Quark, der Limonenschale und dem Saft vermischen. Alles mit schwarzem Pfeffer und Salz abschmecken.

Nährwertanalyse pro Portion

Brennwert (kcal)	187
Eiweiß (g)	26,9
Kohlenhydrate (g)	4,2
Fett (g)	7,4

TIPP

Die Forellenpaté wird mit 2 Scheiben Vollkornbrot (à 45 g) zur vollwertigen Mahlzeit (377 kcal, 9,2 g Fett). Auch lecker: pro Portion mit 200 g Kartoffeln essen (325 kcal, 8,0 g Fett).

INFO

Die Paté ist im Kühlschrank drei Tage haltbar. Nicht zum Einfrieren geeignet. Wer mag, kann die Forellenpaté auch mit einem Pürierstab fein pürieren. Dann wird sie aber deutlich wässriger – deshalb die Paté vor dem Essen einige Zeit in den Kühlschrank stellen.

Himbeersoße

▶ **33 kcal und 0,3 g Fett pro Portion**

Diese Soße ist besonders fruchtig und zugleich kalorienarm. In Himbeeren steckt jede Menge Vitamin C für starke Abwehrkräfte.

Portionen: 2
Zubereitungszeit: 2 Minuten
Garzeit: 0 Minuten

Zutaten

150 g frische Himbeeren, gewaschen
1 TL Rohrzucker
1 TL weißer Balsamico
2 TL Zitronenthymian, gewaschen und gehackt

Zubereitung

1. Himbeeren in eine Schüssel geben und mit einer Gabel leicht zerdrücken.
2. Zucker, Balsamico und Thymian zufügen und verrühren.
3. Bis zum Verzehr kalt stellen.

Nährwertanalyse pro Portion

Brennwert (kcal)	33
Eiweiß (g)	1,1
Kohlenhydrate (g)	6,9
Fett (g)	0,3

TIPP

Schmeckt gut zu 125 g gegrilltem Schweinefilet (166 kcal, 3,3 g Fett), 125 g Hähnchenbrust (160 kcal, 2,2 g Fett) oder 125 g Wild (180 kcal, 3,3 g Fett), aber auch als Dressing in einem Blattsalat. Essen Sie die Soße zu Fleisch, müssen Sie die Kalorien für die Beilagen noch berücksichtigen: Bei 150 g Kartoffeln kommen 103 kcal und 0,2 g Fett und bei 200 g Gemüse 35 kcal und 0,4 g Fett pro Portion dazu. Statt frischer können Sie auch tiefgekühlte Beeren verwenden.

INFO

Die Soße ist im Kühlschrank maximal 24 Stunden haltbar. Nicht einfrieren. Der Kalorien- und Fettgehalt der Himbeersoße ist so gering, dass Sie diesen bei Ihrer täglichen Gesamtkalorienzahl nicht mit einbeziehen müssen.

Hummus

▶ **123 kcal und 7,3 g Fett pro Portion**

Die Herstellung von Hummus (Kichererbsenpaste) ist ein Kinderspiel! Selbst gemacht ist Hummus außerdem fettärmer als gekaufter. Die Kichererbsen enthalten wertvolle Aminosäuren für den Zellaufbau. Tahin ist durch seinen hohen Gehalt an B-Vitaminen und Eisen besonders für Veganer sehr wertvoll.

Portionen: 4
Zubereitungszeit: 5 Minuten
Garzeit: 0 Minuten

Zutaten
400 g Kichererbsen (Dose), abgespült und abgetropft, Sud auffangen
1 gestrichener EL Tahin
Saft von 1 Zitrone
1 Knoblauchzehe
1 EL Olivenöl
schwarzer Pfeffer
Salz

Zubereitung

1. Alle Zutaten in den Mixer geben und glatt pürieren.
2. Falls das Mus zu zäh ist, etwas Kichererbsensud zufügen. Mit Salz und Pfeffer abschmecken.
3. Bis zum Verzehr kalt stellen.

Nährwertanalyse pro Portion

Brennwert (kcal)	123
Eiweiß (g)	5,3
Kohlenhydrate (g)	9,0
Fett (g)	7,3

TIPP

Gut zum Dippen mit 200 g Möhren-, Sellerie- oder Paprikastreifen (163 kcal, 7,3 g Fett pro Portion). Sie können auch 6 Vollkorngrissini (30 g) dazu essen (237 kcal, 10,0 g Fett).

INFO

Im Kühlschrank im luftdichten Behälter maximal drei Tage haltbar. Tahin besteht aus fein gemahlenen Sesamsamen. Je nachdem, ob helle oder dunkle Samen verwendet wurden, variiert die Farbe des Tahins. Es wird besonders häufig in der arabischen Küche eingesetzt.

Maisdip

▶ **30 kcal und 0,3 g Fett pro Portion**

Süß und würzig zugleich – dieser Dip eignet sich gut für die Grill-Party oder als Beilage zum Brathähnchen. Mais ist reich an Vitamin B_6 – das für starke Nerven sorgt. Frühlingszwiebeln enthalten ätherische Öle, die die Verdauung unterstützen.

Portionen: 4
Zubereitungszeit: 5 Minuten
Garzeit: 5 Minuten

Zutaten

220 g Mais (Dose)
60 g Frühlingszwiebeln in Ringen
50 g Peppadew-Früchte
(eingelegte Paprika)
Salz
1 TL Ingwer, gerieben
1 EL Koriander
oder Petersilie, gehackt
schwarzer Pfeffer

Zubereitung

1. Dosenmais durch ein Sieb abgießen und gut abtropfen lassen. Mais, Ingwer, Paprika und Frühlingszwiebeln in der Küchenmaschine ganz kurz hacken und in ein Schälchen füllen, Koriander untermischen und mit schwarzem Pfeffer und Salz abschmecken.
2. Bis zum Verzehr kalt stellen.

Nährwertanalyse pro Portion

Brennwert (kcal)	30
Eiweiß (g)	1,7
Kohlenhydrate (g)	5,2
Fett (g)	0,3

TIPP

Peppadew-Früchte sind in Gläsern eingemachte Kirschpaprika. Sie können stattdessen aber auch normale eingelegte Paprika verwenden.

INFO

Im luftdichten Behälter ist die Soße im Kühlschrank zwei Tage haltbar. Nicht einfrieren.

Schnittlauchdip

36 kcal und 2,1 g Fett pro Portion

Ein sehr einfacher Dip, der sich jederzeit mit weiteren Kräutern variieren lässt. Schmeckt auch als einfache Soße zu Fischgerichten. Mit ein paar Möhrenstreifen hält so ein Dip zwischen den Mahlzeiten den Hunger in Schach.

Portionen: 6
Zubereitungszeit: 5 Minuten
Garzeit: 0 Minuten

Zutaten

150 g fettarmer Hüttenkäse (20 % Fett i. Tr.)
2–3 EL Schnittlauch, gehackt
schwarzer Pfeffer
Salz
140 g Crème balance (7,5 % Fett)
etwas geriebene Schale von einer ½ unbehandelten Limette

Zubereitung

1. Alle Zutaten in einer Schüssel verrühren. Mit Salz und Pfeffer abschmecken.
2. Abdecken und bis zum Verzehr kalt stellen.

Nährwertanalyse pro Portion

Brennwert (kcal)	36
Eiweiß (g)	1,9
Kohlenhydrate (g)	2,3
Fett (g)	2,1

TIPP

Statt Hüttenkäse können Sie Magerquark verwenden. Als Snack schmeckt dazu Knabbergemüse wie Möhren (100 g) und Stangensellerie (100 g): 60 kcal und 2,4 g Fett. Auch lecker als Snack: Mit 2 normalen Grissini (à 5 g) dippen (95 kcal und 3,2 g Fett).

INFO

Im Kühlschrank im luftdichten Behälter drei Tage haltbar.

Tomatendip mit Basilikum

▶ **13 kcal und 0,2 g Fett pro Portion**

Für dieses Rezept werden die frischen Zutaten im Mixer oder in der Küchenmaschine zu einem schnellen, fettarmen Dip verarbeitet, der zu Frikadellen und gegrilltem Fleisch oder Fisch schmeckt. Tomaten sind reich an dem Bioaktivstoff Lycopin – er hilft, Herz-Kreislauferkrankungen vorzubeugen.

Portionen: 4
Zubereitungszeit: 5 Minuten
Garzeit: 0 Minuten

Zutaten

2 große Tomaten (260 g)
1 Knoblauchzehe, geschält
20 g frischer Basilikum
1 EL Zitronen- oder Limettensaft
schwarzer Pfeffer
Salz

Zubereitung

1. Tomaten waschen und vierteln, dabei den grünen Stielansatz entfernen.
2. Alle Zutaten in der Küchenmaschine zu einem noch leicht stückigen Dip verarbeiten. Mit Salz und Pfeffer abschmecken.
3. Sofort servieren oder mit Frischhaltefolie zudecken und bis zum Verzehr kalt stellen.

Nährwertanalyse pro Portion

Brennwert (kcal)	13
Eiweiß (g)	0,7
Kohlenhydrate (g)	2,1
Fett (g)	0,2

TIPP

Eignet sich als fettarmer Dip zu 100 g Möhren- oder Selleriestreifen (40 kcal, 0,4 g Fett pro Portion), aber auch zu 125 g gegrilltem Schweinefleisch (143 kcal, 3,2 g Fett).

INFO

Im Kühlschrank einen Tag haltbar.

Snacks

Rezepte

Aprikosenkokosmuffins

▶ **120 kcal und 3,6 g Fett pro Portion**

Diese saftigen Muffins sind auch ein prima Nachtisch, wenn Sie noch etwas Süßes möchten, ohne viele Kalorien. Backen Sie gleich ein paar mehr zum Einfrieren. So können Sie sich jederzeit einen Muffin auftauen und essen nicht gleich mehrere auf einmal.

Portionen: 12
Zubereitungszeit: 10 Minuten
Backzeit: 20 Minuten

Zutaten für 12 Muffins

400 g Aprikosen (Dose), abgegossen
2 Eier (M)
100 g feiner, brauner Zucker
50 g Kokosraspel
150 g Mehl, gesiebt
2 gestrichene TL Backpulver
12 Muffins-Papierförmchen

Zubereitung

1. Ofen auf 200 °C vorheizen und 12 Muffinförmchen in eine Muffinbackform setzen.
2. Aprikosen in kleine Stücke schneiden, dann in einem Sieb erneut abtropfen lassen.
3. Eier und Zucker mit dem Mixer luftig aufschlagen. Kokosraspel und das mit Backpulver gemischte Mehl unterheben.

4. Zuletzt vorsichtig die Aprikosen unterziehen und den Teig auf die Muffinförmchen verteilen.
5. Die Muffins im Ofen ca. 20 Minuten backen, bis sie aufgegangen sind und auf leichten Druck federn.
6. Anschließend auf einem Kuchengitter auskühlen lassen.

Nährwertanalyse pro Portion

Brennwert (kcal)	120
Eiweiß (g)	2,5
Kohlenhydrate (g)	20,3
Fett (g)	3,6

TIPP

Statt der Konserve können Sie je nach Saison auch frische Aprikosen verwenden. Als Obstvarianten schmecken auch Pfirsiche, Pflaumen oder Beeren.

INFO

Werden die Muffins beim Backen an der Oberfläche schnell braun, einfach mit etwas Alufolie bedecken. Pro Portion ist 1 Muffin erlaubt. Im luftdichten Behälter sind die Muffins maximal zwei Tage haltbar. Sie können sie aber auch auf Vorrat einfrieren.

Beerenmousse

50 kcal und 0,1 g Fett pro Portion

Reichlich Früchte machen das Mousse zum leichten Snack für zwischendurch. Das Vitamin C der Beeren stärkt außerdem das Immunsystem.

Portionen: 4
Zubereitungszeit: 10 Minuten
Garzeit: 0 Minuten

Zutaten

250 g frische Beeren wie Brombeeren, Himbeeren und schwarze Johannisbeeren, gewaschen und verlesen
25 g weißer Zucker
2 gestrichene TL (6 g) Gelatine oder 3 Blätter Gelatine
2 Eiweiß
50 ml heißes Wasser

Zubereitung

1. Die Beeren mit dem Zucker 2 bis 3 Minuten erhitzen, bis sich der Zucker auflöst, anschließend alles pürieren.
2. Die Mischung mit einem Löffel durch ein Sieb streichen. Das Püree aufheben und die Samen wegwerfen.
3. Gelatine in heißem Wasser auflösen. Nach und nach das Beerenmark zugeben. Einige Minuten abkühlen lassen.
4. Eiweiß aufschlagen und unter das Püree ziehen.
5. Alles auf 4 Schälchen verteilen und kalt stellen.

Nährwertanalyse pro Portion

Brennwert (kcal)	50
Eiweiß (g)	3,1
Kohlenhydrate (g)	10,0
Fett (g)	0,1

TIPP

Von dem kalorienarmen Snack dürfen Sie pro Tag 2 Portionen genießen. Das Mousse schmeckt auch gut mit 40 g (1 EL) fettarmem Joghurt (1,5 % Fett): 70 kcal, 0,6 g Fett – dann ist als Snack aber nur 1 Mousse pro Tag drin. Gesünder ist es, das Mark nicht durchs Sieb zu streichen, dann bleiben die Ballaststoffe der Kerne erhalten.

INFO

Das Mousse ist im Kühlschrank bis zu drei Tage haltbar – ideal als Snack für die nächsten Tage. Es ist aber nicht zum Einfrieren geeignet. Wenn Sie weniger Portionen zubereiten möchten, einfach das Rezept halbieren.

Beerensoufflé

▶ **50 kcal und 0,1 g Fett pro Portion**

Das einfachste Soufflé der Welt, das Ihre Erwartungen sowohl optisch als auch geschmacklich voll erfüllen wird. Das Eisen in den Beeren sorgt für eine gute Sauerstoffversorgung der Zellen – ein Snack, der vital macht!

Portionen: 4
Zubereitungszeit: 10 Minuten
Garzeit: 12 Minuten

Zutaten

250 g frische Beeren wie Brombeeren, Himbeeren und schwarze Johannisbeeren
25 g weißer Zucker
2 Eiweiß
Puderzucker zum Bestreuen

Zubereitung

1. Ofen auf 180 °C vorheizen.
2. Die Beeren mit dem Zucker pürieren, bis sich der Zucker auflöst.
3. Die Mischung mit einem Löffel durch ein Sieb streichen.
4. Die Eiweiße aufschlagen und unter das Beerenpüree ziehen. Das Soufflé in 4 Portionsschalen gießen und 12 Minuten im Ofen backen, bis die Masse aufgeht und stockt.
5. Die Soufflés mit etwas Puderzucker bestreuen und sofort servieren.

Nährwertanalyse pro Portion

Brennwert (kcal)	50
Eiweiß (g)	2,1
Kohlenhydrate (g)	10,3
Fett (g)	0,1

TIPP

Das Soufflé schmeckt warm am besten, pro Tag dürfen Sie 2 Portionen essen. Wenn Sie das Fruchtmark nicht durchs Sieb streichen, bekommen Sie mehr Ballaststoffe!

INFO

Normalerweise kann man ein Soufflé schlecht aufheben, doch Sie können dieses bei hoher Stufe 15 bis 20 Sekunden in der Mikrowelle erneut erhitzen und aufgehen sehen. Danach fällt es leider wieder zusammen. Das Soufflé ist im Kühlschrank einen Tag haltbar.

Herbstlicher Obstsalat

▶ **100 kcal und 0,3 g Fett pro Portion**

Der Obstsalat ist ideal zum Entwässern! In Trauben, Birne und Feigen steckt reichlich dafür notwendiges Kalium. Die Bioaktivstoffe des Grantapfels helfen außerdem, Gallenblasenentzündungen vorzubeugen.

Portionen: 4
Zubereitungszeit: 10 Minuten
Garzeit: 0 Minuten

Zutaten

150 g Granatapfelkerne
oder 1 Granatapfel, entkernt
200 g rote Trauben, gewaschen
1 große, reife Birne
(200–250 g)
2 reife Feigen (110 g), gewaschen, geputzt und in Schnitze geschnitten
1 vollreife Sharon
(israelische Kaki)

Zubereitung

1. Die Granatapfelkerne in eine Schüssel geben und die Trauben hinzufügen (falls sie besonders groß sind, vorher halbieren).
2. Die Birne waschen, halbieren, entkernen, in kleine Stücke schneiden und in die Schüssel geben. Feigenschnitze unterheben.
3. Die Sharonfrucht am Stielansatz aufschneiden und das

reife Fleisch mit einem Löffel herauskratzen. Das Fruchtfleisch leicht zerdrücken oder hacken, dann unter den Salat geben.

Nährwertanalyse pro Portion

Brennwert (kcal)	100
Eiweiß (g)	1,4
Kohlenhydrate (g)	22,7
Fett (g)	0,3

TIPP

Wenn Sie alleine sind, halbieren Sie das Rezept – die restliche Portion dürfen Sie als Snack zwischendurch essen. Die Birne können Sie auch gegen 1 Apfel austauschen, die Sharonfrucht gegen 300 g Honigmelone und die Feigen gegen 2 Kiwi.

INFO

Der Obstsalat ist im Kühlschrank im luftdichten Behälter zwei Tage haltbar. Nehmen Sie den Salat einige Zeit vor dem Essen aus dem Kühlschrank – bei Zimmertemperatur schmeckt er besser als eiskalt.

Herzhaftes Olivengebäck

▶ **100 kcal und 3,0 g Fett pro Portion**

Köstlich als würziger Imbiss oder als Beilage zur Suppe. Oliven punkten mit reichlich Mineralstoffen wie Kalium zum Entwässern, Magnesium für die Muskeln und Eisen für die Blutbildung.

Portionen: 12
Zubereitungszeit: 10 Minuten
Backzeit: 15 Minuten

Zutaten für 12 Brötchen

150 g Weizenmehl
100 g Vollkornmehl
3 TL Backpulver
80 g Tomaten in Öl abgegossen und gehackt
Salz
100 g eingelegte schwarze Oliven, gehackt
10 g Basilikumblätter, grob zerkleinert
250 g Buttermilch
schwarzer Pfeffer
Backpapier

Zubereitung

1. Ofen auf 200 °C vorheizen und ein Backblech mit Backpapier auslegen.
2. Die Mehlsorten und das Backpulver zusammensieben, die im Sieb gesammelte Kleie zugeben.
3. Tomaten, Oliven, Basilikum und Buttermilch hinzufügen und mit schwarzem Pfeffer und Salz abschmecken.

4. Alles zu einem weichen, nicht klebrigen Teig verarbeiten und auf ein bemehltes Brett oder die Arbeitsplatte geben.
5. Mit einem bemehlten Ausstecher oder einem Glas 12 Brötchen ausstechen und sofort auf das Backblech legen.
6. Im Ofen 12 bis 15 Minuten backen, bis sie aufgegangen sind und braun werden. Schmecken warm am besten.

Nährwertanalyse pro Portion

Brennwert (kcal)	100
Eiweiß (g)	3,3
Kohlenhydrate (g)	16,4
Fett (g)	3,0

TIPP

Schmeckt besonders gut mit 2 TL (20 g) Honig oder Konfitüre: 155 kcal, 3,0 g Fett pro Portion.

INFO

Sie können die restlichen Brötchen auch einfrieren und portionsweise auftauen.

Orangenkleiebrot

168 kcal und 1,7 g Fett pro Portion

Dieses Brot vereint alle Zutaten für ein gesundes Frühstück – Kleie, Orangensaft, Rosinen und Eier. Eier und Kleieflocken liefern wertvolles Eiweiß für die Fettverbrennung, Orangensaft stärkt mit reichlich Vitamin C die Abwehrkräfte und die Rosinen sorgen mit ihren Ballaststoffen für eine gesunde Verdauung.

Portionen: 10
Zubereitungszeit: 10 Minuten plus 1 Stunde Einweichzeit
Backzeit: 45 Minuten

Zutaten für 10 Scheiben
100 g Rosinen
50 g Kleieflocken
300 ml ungesüßter Orangensaft
2 Eier (M)
50 g feiner brauner Zucker
225 g Mehl
3 gestrichene TL Backpulver

Zubereitung

1. Rosinen und Kleie in eine Schüssel geben und den Orangensaft darübergießen. Mindestens 1 Stunde stehen lassen (bis die Kleieflocken weich sind).
2. Ofen auf 190 °C vorheizen und eine große Brotform (10 x 15 cm) mit Backpapier auskleiden oder einfetten.
3. Eier und Zucker in einer großen Schüssel gut durchschla-

gen, dann die eingeweichte Kleie mit Saft und Rosinen hinzugeben.

4. Mehl und Backpulver zusammensieben und unterrühren.
5. Den Teig in die vorbereitete Form füllen und 40 bis 45 Minuten backen, bis der Laib auf leichten Druck federt. Aus dem Ofen nehmen und 5 Minuten in der Form abkühlen lassen, erst dann herausnehmen. Das Brot in 10 Scheiben schneiden.

Nährwertanalyse pro Scheibe

Brennwert (kcal)	168
Eiweiß (g)	4,6
Kohlenhydrate (g)	35,8
Fett (g)	1,7

TIPP

Schmeckt zum Frühstück bestrichen mit 1 TL Butter (208 kcal, 12,7 g Fett) oder 2 TL Konfitüre oder Honig (223 kcal, 1,7 g Fett). Dazu ist 1 Tasse Tee oder Kaffee erlaubt.

INFO

Im Kühlschrank ist das Brot im luftdichten Behälter bis zu drei Tage haltbar. Am besten in einzelnen Scheiben einfrieren, damit Sie der Versuchung leichter widerstehen können und wirklich immer nur 1 Portion nehmen.

Orangen mit frischen Datteln und Honigjoghurt

▶ **190 kcal und 0,9 g Fett pro Portion**

Ein einfaches, leckeres Dessert mit frischen Datteln, das sich auch als Snack für zwischendurch eignet. Datteln liefern jede Menge B-Vitamine – die beruhigen die Nerven.

Portionen: 1
Zubereitungszeit: 5 Minuten
Garzeit: 0 Minuten

Zutaten

1 mittelgroße Orange (160 g), geschält
1 TL (10 g) flüssiger Honig
1 große frische Dattel (25 g)
1 EL fettarmer Joghurt (1,5 % Fett)

Zubereitung

1. Orange in Scheiben schneiden, Saft dabei auffangen.
2. Dattel entkernen, grob hacken und über die Orangenscheiben streuen. Dann den Joghurt darübergeben und zuletzt mit Honig beträufeln.

Nährwertanalyse pro Portion

Brennwert (kcal)	190
Eiweiß (g)	3,2
Kohlenhydrate (g)	9,7
Fett (g)	0,9

TIPP

Wenn es gerade keine frischen Datteln gibt oder Sie diese Früchte nicht mögen, können Sie stattdessen Rosinen darübergeben.

Überbackene Pfirsiche mit Amarettifüllung

▶ **155 kcal und 1,3 g Fett pro Portion**

Im Sommer erinnern überbackene Pfirsiche an den Italienurlaub. Das Dessert ist fix und kinderleicht zubereitet – lohnt sich besonders, wenn Gäste kommen.

Portionen: 2
Zubereitungszeit: 5 Minuten
Garzeit: 20 bis 30 Minuten

Zutaten

32 g Amarettikekse (etwa 6 Stück), leicht zerbröselt
20 g flüssiger Honig
2 EL Marsala oder lieblicher Weißwein
2 große reife, aber feste Pfirsiche, halbiert, ohne Stein

Zubereitung

1. Ofen auf 190 °C vorheizen.
2. Die Keksbrösel mit Honig und 1 EL Wein vermengen.
3. Die Mischung in die Höhlung der Pfirsiche geben, die der Stein hinterlassen hat, und die Pfirsichhälften in eine ofenfeste Form oder auf ein mit Backpapier ausgelegtes Backblech legen.
4. Dann die Hälften mit dem restlichen Wein beträufeln und ca. 20 Minuten backen, bis die Pfirsiche weich sind.
5. Etwas abkühlen lassen, noch warm essen.

Nährwertanalyse pro Portion

Brennwert (kcal)	155
Eiweiß (g)	2,4
Kohlenhydrate (g)	30,7
Fett (g)	1,3

TIPP

Schmeckt besonders mit 1 gestrichenen EL (15 g) Crème légère: 182 kcal, 4,1 g Fett pro Portion. Auch lecker: 50 g fettarmen Vanille-Joghurt dazu essen (180 kcal, 2,0 g Fett). Statt der Pfirsiche können Sie auch Nektarinen oder jeweils 2 Aprikosen verwenden.

INFO

Die Pfirsiche sind im Kühlschrank 24 Stunden haltbar. Vor dem Essen kurz in der Mikrowelle erwärmen. Für dieses Rezept eignen sich Amaretti- oder Ratafiakekse mit Mandelaroma.

Kapitel 5

Auswärts essen: Mit unserem Restaurantführer leicht gemacht

Es ist ein Megatrend: Mahlzeiten werden zunehmend außer Haus verzehrt. Das Sandwich zwischendurch oder die Currywurst zum Mittagessen sowie Verabredungen und Geschäftsessen im Restaurant spiegeln den Lebensstil des modernen Menschen wider.

Die in diesem Buch vorgestellten Tipps und Tricks können Ihnen helfen, zu Hause wie unterwegs mit Augenmaß genussvoll zu essen, auch im Rahmen Ihres Abnehmprogramms mit **alli**.

Wer im Restaurant essen möchte oder essen muss und dabei ist abzunehmen, steht regelmäßig vor der Frage: Was darf's denn sein? In diesem Kapitel finden Sie Tipps zur Vorbereitung auf den Restaurantbesuch. Sie lernen, die Speisekarte zu »lesen«. Der Restaurantführer bietet Ihnen Einblicke in diverse Landesküchen und hilft Ihnen, eine kluge Wahl zu treffen, um nicht versehentlich an die fettesten Speisen zu geraten.

Mittags ist es oft ausgesprochen praktisch, einen Salat oder ein Sandwich zu essen, doch wer weiß schon genau, worauf er dabei achten muss, wenn die Hüften nicht runder, sondern schlanker werden sollen? Darum finden Sie in diesem Kapitel auch Nährwertinformationen für Produkte unterschiedlicher Fastfood-Ketten, anhand derer Sie Ihr Menü auswählen können. Bestellen Sie, was zum **alli** Programm passt und beim Fett- und Kaloriengehalt innerhalb Ihres Limits liegt.

Das »Schlückchen in Ehren« kann das Abnehmen leider sabotieren. Alkohol enthält zwar selbst kein Fett, aber Alkohol verhindert die Fettverbrennung. Außerdem enhält 1 g Alkohol fast doppelt so viele Kalorien wie die entsprechende Menge Eiweiß oder Kohlenhydrate. Deshalb finden Sie in diesem Kapitel auch Kalorienangaben für alkoholische Getränke.

Die Speisekarte: Kein Buch mit sieben Siegeln

Lesen Sie diesen Abschnitt vor Ihrem Restaurantbesuch, damit Ihre Essensauswahl zu Ihrem **alli** Programm passt.

- Essen Sie tagsüber normal, anstatt mühsam viele Kalorien und Fett für später aufzusparen. Wie Sie bereits wissen, wirkt **alli** pro Mahlzeit, und das Aufsparen von Fett für spätere Mahlzeiten lohnt sich nicht. Wer sich außerdem regelrecht ausgehungert zu Tisch begibt, überschreitet viel leichter das persönliche Kalorien- und Fettlimit. Ein kleiner Snack vor dem Essengehen – ein Glas fettarme

Milch, eine Banane oder ein paar Grissini – stillt den größten Appetit, so dass Sie ohne Magenknurren die Speisekarte lesen und auf Ihr Essen warten können.

- Trinken Sie vor dem Essen lieber ein Glas Wasser mit oder ohne Kohlensäure statt einen alkoholischen Aperitif – ein »Gläschen« Alkohol dürfen Sie dann zum Essen genießen. Halten Sie sich schon beim Brot zurück. Wenn Sie sich vor dem Essen am liebsten auf den Brotkorb stürzen würden, knuspern Sie das Brot zumindest ohne fette Aufstriche oder lassen Sie das Brot gleich außerhalb Ihrer Reichweite abstellen.
- Sie wissen nicht, wie eine Speise zubereitet ist, oder Sie haben einen besonderen Wunsch? Fragen Sie die Bedienung! Fragen Sie, was zu einer fettreduzierten Auswahl passen könnte, oder verlangen Sie gezielt danach:

- dass die Bratensoße separat in einer Sauciere serviert wird;
- das Hauptgericht kleiner zu portionieren;
- dass die Salatsoße oder Essig und Öl separat gereicht werden;
- dass die Gemüsebeilage nicht in Butter geschwenkt wird.
- Fleisch oder Fisch gegrillt, nicht gebraten werden. Das schmeckt meist sogar besser!
- als Nachtisch Sorbet oder frisches Obst zu bekommen.

Was verbirgt sich hinter...?

Immer wieder werden Sie auf Speisekarten Bezeichnungen finden, die Ihnen nichts sagen. Häufig stammen die Begriffe aus dem Französischen und beziehen sich auf die Art der Zubereitung, auf die Beschaffenheit, Herkunft oder die Zutaten. Und viele Zutaten können sich zu Fettbomben addieren, die jeder meiden sollte, auch Normalgewichtige. Andererseits finden sich aber auch fettarme Zubereitungen hinter manchen wohlklingenden französischen Namen.

Und das verbirgt sich hinter...

Bezeichnung:	Heißt:	Bedeutet für Sie:
à la grècque (nach griechischer Art)	Gericht mit Kräutern, Zitronensaft und Olivenöl zubereitet.	Erkundigen Sie sich, wie viel Öl dem Gericht zugesetzt wird – falls zu viel Öl enthalten ist, lieber meiden!
à la dauphinoise (nach Dauphiner Art)	Kartoffelgratin mit Sahne, Käse, Milch und Knoblauch zubereitet.	Viel Fett. Meiden! Lieber Salzkartoffeln bestellen.
à la florentine (nach Florentiner Art)	Gerichte mit Spinat, manchmal auch mit Sahnesoße.	Fragen Sie nach der Soße, und entscheiden Sie dann, was gut für Sie ist.

Bezeichnung:	**Heißt:**	**Bedeutet für Sie:**
à la lyonnaise (nach Lyoner Art)	Meistens mit Zwiebeln, Butter, Essig und Petersilie zubereitet.	In Maßen genießen oder meiden.
à la marinière (nach Seemanns-Art)	Fisch oder Muscheln in Weißwein und mit Zwiebeln zubereitet.	Fettarme Zubereitung. Gut für Sie geeignet.
à la meunière (nach Müllerin-Art)	Fisch durch Milch gezogen, in Mehl gewendet, dann in Butter gebraten.	Meiden. Bitten Sie besser um einen gegrillten Fisch.
à la milanaise (nach Mailänder Art)	Gerichte auf diese Art werden mit Mehl, Parmesan und Paniermehl zubereitet und in Fett (Butter) gebraten.	Viel Fett. Meiden.
à la niçoise (nach Nizzaer Art)	Ein Salat niçoise, mitunter auch als Nizzasalat bezeichnet, enthält normalerweise grüne Bohnen, Thunfisch, Oliven und Tomaten in Essig-Öl-Marinade.	In kleinen Mengen okay. Ordern Sie das Dressing am besten separat.

Bezeichnung:	Heißt:	Bedeutet für Sie:
à la normande (nach normannischer Art)	Könnte Cidre, Äpfel, Sahne und Butter enthalten.	Genau nachfragen. Bei viel Sahne sollten Sie verzichten; wenn nur Äpfel und Cidre enthalten sind, dürfen Sie zugreifen.
à la provençale (nach provenzalischer Art)	Mit Mittelmeergemüse wie Tomaten, Paprika und Knoblauch.	Grundsätzlich okay, aber fragen Sie, wie viel Olivenöl verwendet wird.
»Alfredo«	Eine Soße zu Teigwaren mit Sahne, Butter und Parmesan.	Meiden – nehmen Sie lieber eine fruchtige Tomatensoße.
alla arrabbiata	Eine scharfe Tomatensoße mit frischer Paprika und Chilis.	Fettarm, fruchtig, scharf und lecker. Eine gute Wahl.
à la jardinière (nach Gärtnerin-Art)	Mit verschiedenen jungen Gartengemüsen zubereitet.	Nach dem Sahne- oder Ölgehalt erkundigen.
au beurre (mit Butter)	Mit Butter zubereitet.	Butter enthält 82% Fett. Lieber meiden.

Bezeichnung:	Heißt:	Bedeutet für Sie:
Gratiniert (überkrustet)	Ein bei starker Oberhitze überbackenes Gericht, so dass eine Kruste entsteht, unter Umständen hoher Fettgehalt durch darübergestreuten Käse.	Meiden oder nachfragen, wie viel Käse und Fett die Speise enthält.
au jus (im Saft)	Bezieht sich auf Fleisch, das im eigenen Saft serviert wird.	Eine gute Wahl.
Beignets (Krapfen)	In Fett schwimmend gebackene kleine Gebäcke.	Meiden.
Sauce béarnaise (Béarner Soße)	Feine Buttersoße, basiert auf Sauce hollandaise.	Meiden.
Bisque (Krebssuppe)	Cremige Hummer-, Garnelen- oder Krebssuppe.	Meiden. Nehmen Sie eine leichtere Suppe oder eine klare, entfettete Kraftbrühe (Consommé).
à la chasseur (nach Jäger-Art)	Geflügel oder Wild im eigenen Saft gebraten, mit Weißwein abgelöscht und mit Jägersoße mit Pilzen und Tomaten verkocht.	Okay bei einer mittleren Portion.

Bezeichnung:	Heißt:	Bedeutet für Sie:
Crème brûlée	Im Ofen gebräunte Milch-Eierspeise.	Meiden.
Crème caramel (Karamellcreme)	Eine leichte Creme aus Eiern und Milch, häufig mit Magermilch zubereitet.	Okay. Aber Menge im Auge behalten.
en brochette (am Spieß)	Auf dem Spieß gegrillt.	Okay.
en croûte (mit Kruste)	Im Teigmantel gebacken – viel Fett.	Meiden.
en papillote (in Papierhülle)	In Pergamentpapier oder Alufolie gewickelt auf dem Rost oder Backblech im eigenen Saft gegart.	Eine gute Wahl.
flambé (flambiert)	Heiße Speisen mit hochprozentigem brennenden Alkohol übergossen. Meist fettreichere Speisen, wie zum Beispiel Pfannkuchen.	Erkundigen Sie sich vor der Bestellung genauer nach dem Fettgehalt.
Frikassee (weißes Fleisch in weißer Soße)	Meist gekochtes Huhn in einer würzigen Sahnesoße.	Meiden.

Bezeichnung:	Heißt:	Bedeutet für Sie:
Fritto misto (gemischtes Gebackenes)	Frittierte, in Mehl gewendete kleine Fische oder in Teig getauchtes gemischtes Gemüse.	Meiden.
Sauce hollandaise (holländische Soße)	Fettreiche Soße mit Eigelb und Butter.	Meiden.
Sauce Mornay (Mornaysoße)	Eine Käsesoße mit Eigelb, Gruyère und Butter.	Meiden.
Panna cotta (Sahnecreme)	Gehaltvolles, cremiges Dessert mit Milch und Sahne.	Meiden.
Paté (Pastete)	Pasteten enthalten normalerweise viel Fett. Gemüsevarianten basieren häufig auf Käse.	Meiden.

Sie haben eben oft das Wort »meiden« gelesen. Natürlich kommt es erheblich auf die Portionsgrößen an. Kleine Portionen dieser Köstlichkeiten sind dennoch möglich.

Ein Streifzug durch die Küchen der Welt

Jetzt möchten wir Ihnen verschiedene Landesküchen vorstellen, raten Ihnen aber, wenn Sie eines der Spezialitätenrestaurants besuchen, sich genau nach der Zubereitung Ihres gewählten Gerichts zu erkundigen.

Übrigens: Immer mehr Restaurants stellen ihre Karten ins Internet. Dann können Sie vorher in Ruhe schon mal eine Vorauswahl treffen.

Indisch essen

Die indische Küche ist – wie die gesamte asiatische Küche – gut gewürzt und sehr schmackhaft, aber oftmals auch sehr fett durch die nicht sparsame Verwendung von Ghee (geklärter Butter), Pflanzenöl und Kokosmilch. Mit diesen Fetten zubereitete Speisen sind wenig empfehlenswert, wenn Sie abnehmen möchten.

Eine gute Wahl dagegen sind immer Speisen aus dem Tandoori-Ofen oder Gegrilltes ohne fette Soßen. Probieren Sie doch einmal Tandoori- oder Tikka-Gerichte (außer Tikka Masala) sowie Jalfrezi oder Dopiaza mit Huhn oder Garnelen. Wie gesagt, Finger weg von Sahne, Kokosmilch oder Mandeln – beispielsweise Korma, Pasanda und Masala –, wenn sie **alli** einnehmen oder Ihr neues Gewicht halten wollen.

Während Sie auf Ihre Bestellung warten, trinken Sie eine Tasse Tee, statt sich von Puri-Fladen (sie sind frittiert) verlocken zu lassen, und wenn es eingelegtes Gemüse gibt, halten Sie sich an die fettarmen Sorten.

Essen Sie lieber unangemachten weißen Reis anstelle von Pilaw oder Biryani. Und wenn Sie gerne Brot essen, dann essen Sie es – Chapati oder Naan sind eine gute Wahl, jedoch nicht das frittierte Puri – und lassen Sie den Reis dann ganz weg.

Chinesisch essen

Auch die chinesische Küche hält etliche Fallstricke für Ernährungsbewusste bereit. Also Achtung: Viele Hauptgerichte sind frittiert oder erst in Teig getaucht und dann frittiert – solche Speisen sind zu meiden. Selbst die unscheinbaren Krabbenchips haben es in sich! Essen Sie nur in der Pfanne gebratene Gerichte und bitten Sie darum, möglichst wenig Fett zu verwenden. Gemüse ist in der Regel fettärmer als rotes Fleisch, Ente oder Huhn und sollte am besten von einer Schale Reis begleitet sein.

Auch die beliebten Vorspeisen Krabbentoast oder Frühlingsrollen sollten Sie lieber meiden. Wählen Sie stattdessen eine klare Suppe, die weit weniger Fett und Kalorien hat. Meiden Sie auch Rippchen oder Ente, sie sind zu fett, und bei Huhn und Schwein sollten Sie nach der Zubereitung fragen und Frittiertes ablehnen. Im Teigmantel Gedämpftes enthält zwar in der Regel weniger Fett, kann aber dennoch sehr kalorienreich ausfallen. Optimal sind gedämpfter Fisch pur und Geflügel mit Gemüse pur (und ohne Soßen).

Italienisch essen

Die italienische Küche hat weit mehr zu bieten als Pizza und Pasta. Für alle, die abnehmen möchten, ist das eine gute Nachricht, denn Pizza enthält in der Regel viele Kalorien und Fett, und Nudeln können mit schweren Soßen auch zu Kalorienbomben werden.

Mit Meeresfrüchten, Fisch oder gegrilltem Geflügel und einem nicht angemachten Salat dazu (Öl und Essig kommen separat auf den Tisch) sowie mit Pasta mit Tomaten-Basilikum-Soße statt Käse-Sahne-Speck-Soße sind Sie beim Italiener gut bedient. Knoblauchbrot ist mit Öl beträufelt, darum Finger weg. Und wenn die anderen zugreifen, halten Sie sich an Crossini. Italienische Nachspeisen wie Panna cotta oder Tiramisu sind natürlich nichts für Kalorienbewusste, doch frisches Obst der Saison ist eine gute Alternative. Wie wäre es mit aromatischen Erdbeeren, frischen Feigen, karamellisierten Orangen oder vielleicht einem leichten Sorbet oder einem Glas Granita?

Spanisch und mexikanisch essen

Die spanische und mexikanische Küche haben viele Gemeinsamkeiten, die historisch bedingt sind.

Mexikanische Restaurants sind berühmt für Tacos, Tortillas und Enchiladas, die aber häufig frittiert und deren Füllungen sehr fetthaltig sind. Fragen Sie nach der Zubereitung. Zu empfehlen sind Tortillas mit einer einfachen Füllung aus Bohnen oder Gemüse ohne Sahne, Käse oder auch Avocados. Die kleineren, gedämpften Burritos mit fettarmer Füllung sind ebenfalls eine gute Wahl.

Eine mexikanische Salsa (Soße) basiert normalerweise auf Tomaten oder ist zumindest fettärmer als Guacamole oder saure Sahne. Darum passt sie gut zu gegrilltem Fisch oder Huhn und damit zum **alli** Programm.

Spanische Tapas sind facettenreich. Fragen Sie unbedingt nach den Zutaten und nehmen Sie das Gericht, das im Verhältnis zu Fleisch oder Fisch den höchsten Gemüseanteil hat und das nicht frittiert wurde. Machen Sie die Bedienung darauf aufmerksam, dass Sie kein Olivenöl über Ihr Gericht geträufelt haben möchten.

Da gute Restaurants Ihre eigene Küche pflegen, ist die Frage nach der Zubereitung kein Problem. Beispielsweise kann Gazpacho, eine kalte Gemüsesuppe, mit oder ohne Olivenöl hergestellt werden und entsprechend viel oder wenig Fett enthalten. In weißer Knoblauchsuppe (ajo blanco) hingegen stecken immer viele Mandeln, darum sollten Sie hier lieber Zurückhaltung üben.

Fisch, Schalen- und Krustentiere stehen häufig auf spanischen Speisekarten – wählen Sie Muscheln in Brühe oder weißen Fisch aus dem Ofen in Tomaten- oder Gemüsesoße mit möglichst wenig Öl oder Sahne zubereitet.

Gegrillten Fisch, gegrilltes rotes Fleisch und Geflügel mit

gekochtem Gemüse oder Salat bekommen Sie in jedem Restaurant, und mit aromatischen Kräutern, Zitrone und Wein zubereitet, sind sie keineswegs langweilig.

Griechisch essen

Wie die Spanier lieben auch die Griechen Olivenöl und gehen damit großzügig um. Deshalb sollten Sie darum bitten, dass das Öl separat auf den Tisch kommt. Dann bleibt Ihnen die Wahl, ob Sie es hinzufügen wollen oder nicht (was grundsätzlich sinnvoller ist).

Fisch und Geflügel vom Grill oder magere Kebaps – sofern sie nicht vor dem Garen in Öl getränkt wurden (fragen!) – ergeben zusammen mit einem Blattsalat und Pitabrot eine gute Mahlzeit. Sehr viel Öl hingegen versteckt sich normalerweise in Moussaka, die man deshalb ebenso von der Essensliste streichen sollte wie Pastichio.

Muscheln oder Fisch sind immer gut, sofern sie ohne zusätzliches Öl gegart wurden.

Die Bezeichnung »griechischer Salat« kann vieles meinen. Greifen Sie zu, wenn der Salat in erster Linie aus Tomaten, Gurke, Salat und Zwiebeln ohne allzu viel Schafskäse und Oliven besteht. Auch hier sollte das Olivenöl separat serviert werden.

Tarama (Karpfenrogencreme) und Falafel sind nichts zum Abnehmen. Gefüllte Weinblätter (Dolmades) enthalten relativ wenig Fett und sind deshalb als kleine Delikatesse und Vorspeise besser geeignet.

Französisch essen

Die französische Kochkunst ist sehr hoch entwickelt und äußerst renommiert, so dass man hier nur schwer generelle Aussagen treffen kann. Nennen Sie der Bedienung das Stichwort »Cuisine minceur« (schlanke Küche), und der Küchenchef weiß, was Ihnen am Herzen liegt.

Die Tabelle »Und das verbirgt sich hinter...« (S. 296) wird Ihnen das Lesen der Speisekarte erleichtern.

Beginnen Sie Ihr Essen mit einer leichten Vorspeise, zum Beispiel einer Consommé, Früchten oder einem Salat mit fettreduziertem Dressing. Eine Paté, Terrine oder Cremesuppe (velouté) sind weniger geeignet.

Als Hauptgang bietet sich eine kleine Portion gegrillter weißer Fisch oder Huhn mit einer leichten Soße zu Salzkartoffeln oder überbackenen Kartoffeln à la boulangère (nach Bäcker-Art) an. Nicht zu empfehlen sind das sahnige Gratin dauphinoise (Kartoffelgratin) oder frittierte Kartoffeln aller Art.

Ersetzen Sie Süßes oder Käse am besten durch frische Früchte der Saison oder alternativ durch ein Sorbet.

Deutsch essen

Die klassische deutsche Küche ist eher deftig. Das ist historisch gut zu verstehen: Wenn die Familie vom Feld nach Hause kam, musste viel Energie aufgetankt werden. Ein Tag Feldarbeit verbrennt je nach Konstitution 3000 bis über 5000 kcal. Das ist beinahe das Doppelte des Energieverbauchs eines modernen Büroangestellten. Leider sind Rouladen mit Speck, Eisbein, Sauerbraten, Grünkohl mit Pinkel, Weißwürste, Leberkäse sowie Rollbraten sehr fett- und kalorienreiche Gerichte.

Es gibt bei diesen Gerichten allerdings große Unterschiede im Fett- und Kaloriengehalt, je nachdem nach welchem Rezept sie zubereitet wurden. Und die Portionen unterscheiden sich in ihrer Größe oft erheblich. Leider können Sie das alles vorher nicht auf der Speisekarte sehen.

Daher hier nun ein paar Tipps für die Auswahl:

- Bitten Sie um die Bratensoße in einer Extra-Sauciere. So können Sie fettreiche Soßen selbst behutsam dosieren.
- Wählen Sie ein Gericht mit magerem Fleisch wie Sauerbraten oder Rouladen. Deren Fettgehalt ist geringer als bei Leberkäse oder Grünkohl mit Pinkel.
- Ordern Sie Salz- oder Pellkartoffeln statt frittierter Kartoffelvarianten (Pommes frites, Kroketten u.a.) oder Bratkartoffeln.
- Rosenkohl, Blumenkohl, Rotkohl, Sauerkraut sind meist wunderbar kalorien- und fettarme Gemüse. Aber nicht immer: Viel Butter oder Speck können auch hieraus kleine Fettbomben machen.

Und noch eines: Sie müssen ein bestelltes Gericht nicht aufessen! Suchen Sie sich einfach das raus, was Ihnen guttut.

Pizza, Fastfood und Schnellimbiss

Pizza essen

Für alle, die auf ihr Gewicht achten müssen, sind Pizzen aufgrund ihres hohen Fett- und Kaloriengehalts eigentlich Tabu. Studieren Sie die Websites der Pizza-Ketten und Bringdienste, unter Umständen finden Sie dort Nährwertangaben zu den Produkten. Am besten verzichten Sie jedoch ganz auf Pizza, wenn Sie sich nicht zurückhalten können. Schaffen Sie es, Ihre Portion klein zu halten, dann dürfen Sie eine sparsam belegte Pizza mit Gemüse, etwas magerem Schinken oder Garnelen essen. In Maßen sind auch Jalapeños und Oliven in Salzlake erlaubt. Peperonisalami (Paprikawurst) und insbesondere dicke Käsekrusten sind zu meiden.

Lassen Sie sich nicht zu einem zusätzlichen Krautsalat mit Mayonnaise (cole slaw) oder zu einem Knoblauchbrot verleiten.

Im Fastfood-Lokal essen

Wie die Pizza-Ketten haben auch manche Fastfood-Ketten ihre Nährwertangaben ins Internet gestellt. Da der Besuch eines Schnellrestaurants meist keine großartig vorbereitete Aktion ist und deshalb eine vorausgehende Internetrecherche nicht möglich ist, hier nun von uns ein paar Tipps zum Essen dort.

Meiden Sie alles mit Bezeichnungen wie »fried« oder »crispy«. Beide Begriffe stehen für einen hohen Fettgehalt. Wählen Sie einfache, kleine Mahlzeiten mit Salat, aber ohne Käse und mit fettreduziertem Dressing, also ohne Mayonnaise oder Sahne. Nicht alles, was in Fastfood-Restaurants angeboten wird, ist abzulehnen oder für Sie tabu.

So ist der klassische Hamburger oft eine gute Wahl, weil die Portion klein und der Fettgehalt im Bereich dessen liegt, was im Rahmen des **alli** Programms erlaubt ist. In den folgenden Tabellen[2] finden Sie Vorschläge für Produkte mit 15 oder weniger Gramm Fett pro Portion der bekanntesten Fastfood-Ketten. Einige wenige Produkte, die in den Tabellen aufgelistet sind, liegen im Fettgehalt etwas über 15 Gramm pro Portion.

Aber Achtung: Das heißt nicht, dass es dort nur wunderbar fettarme Menüs gibt. Im Gegenteil! Die richtigen Fettbomben gibt es natürlich, nur in den Tabellen finden Sie sie nicht, weil sie nicht zum **alli** Programm passen und Ihren Erfolg schmälern würden.

[2] Die hier genannten Nährwertangaben beruhen auf Herstellerangaben.

Erlaubte Fastfood-Gerichte

McDonald's	Bezeichnung	kcal pro Portion	Fett pro Portion (g)	Portions-größe (g)
Hauptprodukte				
Hamburger		255	9,0	1 Stück, 106 g
McChicken		420	18,0	1 Sück, 187 g
Garten Salat, ohne Dressing		10	0	1 Portion, 70 g
Grilled Chicken Caesar Salad, ohne Dressing, ohne Croûtons		190	7,0	1 Portion, 246 g
Crispy Chicken Caesar Salad, ohne Dressing, ohne Croûtons		300	16,0	1 Portion, 271 g
Chickenburger		360	13,0	1 Sück, 152 g
Filet o Fish		350	16,0	1 Stück, 143 g
Chicken McNuggets, (6 Stk.)		250	13,0	1 Portion, 107 g
Chicken McNuggets, (4 Stk.)		170	9,0	1 Portion, 72 g
Cheeseburger		300	13,0	1 Stück, 120 g

McDonald's	Bezeichnung	kcal pro Portion	Fett pro Portion (g)	Portionsgröße (g)
Beilagen				
Pommes frites, klein		235	12,0	1 Portion, 80 g
Pommes frites, mittel		340	17,0	1 Portion, 114 g
Croûtons		65	2,0	1 Tüte, 14 g
Getränke				
Heißes Kakaogetränk		205	8,0	1 Becher, 215 ml
Café cool grande		205	7,0	1 Becher, 300 ml
Café cool classico		95	7,0	1 Becher, 190 ml
Cappuccino grande		70	4,0	1 Becher, 245 ml
Cappuccino classico		40	3,0	1 Becher, 160 ml
Café latte grande		105	6,0	1 Becher, 310 ml
Café latte classico		85	5,0	1 Becher, 195 ml
Orangensaft, mittel		170	0	1 Becher, 400 ml
Coca Cola, mittel		170	0	1 Becher, 400 ml

McDonald's	Bezeichnung	kcal pro Portion	Fett pro Portion (g)	Portionsgröße (g)
Getränke				
Fanta o. Sprite, mittel		160	0	1 Becher, 400 ml
Lift Apfelsaftschorle, mittel		90	0	1 Becher, 400 ml
Biomilch Schärdinger		130	5,0	1 Flasche, 250 ml
Soßen und Dressings				
Chili-Dip		60	1,0	1 Portion, 25 g
Sour-Cream-Dip		110	11,0	1 Portion, 29 g
Caesar-Dressing		55	2,0	1 Portion, 75 ml
Balsamico-Dressing		25	1,0	1 Portion, 30 ml
Hausdressing		75	6,0	1 Portion, 50 ml
Ketchup		35	0	1 Portion, 29 g
Curry-Sauce		40	0	1 Portion, 29 g
Sauce süßsauer		50	0	1 Portion, 30 g
Barbecue-Sauce		40	0	1 Portion, 30 g

McDonald's	Bezeichnung	kcal pro Portion	Fett pro Portion (g)	Portionsgröße (g)
Desserts				
Apfeltasche mit Vanillesauce		320	17,0	1 Portion, 144 g
Erdbeer-Vanille-Tasche		205	10,0	1 Stück, 83 g
McFlurry KitKat		329	12,0	1 Becher, 176 g
McFlurry Cornetto Erdbeer		329	11,0	1 Becher, 164 g
McFlurry Cornetto Schoko		377	15,0	1 Becher, 166 g
McFlurry Cornetto Caramelsauce		395	13,0	1 Becher, 168 g
Apfeltasche		210	11,0	1 Stück, 80 g
Mc Flurry Smarties		400	14,0	1 Becher, 193 g
Donut Schoko		205	11,0	1 Stück, 50 g
Milchshake Vanille 0,5 l		430	11,0	1 Becher, 358 g
Milchshake Vanille 0,25 l		210	5,0	1 Becher, 179 g
Milchshake Erdbeer 0,5 l		440	11,0	1 Becher, 359 g

McDonald's	Bezeichnung	kcal pro Portion	Fett pro Portion (g)	Portionsgröße (g)
Desserts				
Milchshake Erdbeer 0,25 l		212	5,0	1 Becher, 180 g
Milchshake Banane 0,25 l		215	5,0	1 Becher, 218 g
Milchshake Banane 0,5 l		440	11,0	1 Becher, 436 g
McSundae Schokosauce		275	9,0	1 Becher, 146 g
McSundae Karamellsauce		295	7,0	1 Becher, 148 g
McSundae Eistüte		135	4,0	1 Stück, 85 g
Fruit & Yogurt		165	3,0	1 Becher, 150 g
Frühstück				
Brötchen		120	1,0	1 Stück, 46 g
Mc Croissant		285	15,0	1 Sück, 94 g
Butter		110	12,0	1 Portion, 15 g
Kipferl		140	5,0	1 Stück, 48 g
Bacon & Egg McMuffin		315	15,0	1 Stück, 149 g

McDonald's	Bezeichnung	kcal pro Portion	Fett pro Portion (g)	Portionsgröße (g)
McCafé				
Schoko-Cookie		197	11,0	½ Stück, 38 g
Triple-Schoko-Cookie		178	10,0	½ Stück, 38 g
Weißer-Schoko-Himbeer-Cookie		180	10,0	½ Stück, 34 g
Schoko-Muffin		264	15,0	½ Stück, 65 g
Blueberry-Muffin		241	14,0	½ Stück, 65 g
Erdbeer-Buttermilch-Schnitte		342	18,0	1 Stück, 167 g
Apfelkuchen		345	10,0	1 Stück, 208 g
Tiramisu-Torte		262	14,0	1 Stück, 95 g
Schwarzwälder-Kirsch-Schnitte		186	12,0	½ Stück, 63 g
Schoko-Croissant		287	15,0	1 Stück, 72 g
Croissant		242	13,0	1 Stück, 70 g
Vanille-Donut		284	17,0	1 Stück, 76 g

McDonald's Bezeichnung	kcal pro Portion	Fett pro Portion (g)	Portions-größe (g)
McCafé			
Himbeer-Obers-Torte	282	13,0	1 Stück, 138 g
Cheesecake	202	14,0	½ Stück, 61 g
Strawberry-Cheesecake	294	16,0	1 Stück, 121 g
Topfen-Marillen-Streuselkuchen	282	10,0	½ Stück, 113 g
Apple-Cranberry-Muffin	351	10,0	1 Stück, 130 g

Subway	Bezeichnung	kcal pro Portion	Fett pro Portion (g)	Portions-größe (g)
6-Inch-Sandwich (15 cm) mit 6 Gramm Fett oder weniger				
Beef (Rindfleischzubereitung)		306	4,2	224
Chicken Breast (Hähnchenbrustfilet)		301	4,1	224
Chicken Teriyaki (Hähnchenbrustfiletstreifen in Teriyaki-Marinade)		319	4,3	245
Ham (Hinterschinken)		297	5,1	224
Subway ClubTM (Truthahnbrust, Hinterschinken & Rindfleischzubereitung)		310	4,8	238
Turkey (Truthahnbrust)		290	4,2	224
Turkey & Ham (Truthahnbrust & Hinterschinken)		302	4,9	234
Veggie DeliteTM		237	2,8	167
6-Inch-Sandwich (15 cm)				
Chicken Fajita (Hähnchenbrustfiletstreifen mit mexikanischer Würzung)		371	10,3	238
Chicken Pizziola (Chicken Fajita, Peperonisalami & würzige Tomatensauce)		433	14,5	282
Turkey, Ham & Bacon Melt (Truthahnbrust, Hinterschinken, Schinkenspeck)		381	11,0	254

Subway	Bezeichnung	kcal pro Portion	Fett pro Portion (g)	Portionsgröße (g)
6-Inch-Sandwich (15 cm)				
Steak & Cheese (Formsteak und Schmelzkäsezubereitung)		347	8,8	235
Tropical Curry Chicken (Hähnchenbrustfiletstreifen mit Ananas in Currysauce)		381	7,2	298
Tuna (Thunfischcreme mit Lite-Mayonnaise)		420	17,1	250
Veggie Patty (Gemüsebratling)		403	9,8	264
Salate, ohne Dressing				
Beef (Rindfleischzubereitung)		121	2,5	356
Ham (Hinterschinken)		113	3,3	356
Chicken Breast (Hähnchenbrustfilet)		116	2,3	356
Chicken Teriyaki (Hähnchenbrustfiletstreifen in Teriyaki-Marinade)		134	2,5	378
Subway ClubTM (Truthahnbrust, Hinterschinken & Rindfleischzubereitung)		126	3,0	371
Turkey (Truthahnbrust)		105	2,5	356
Turkey & Ham (Truthahnbrust & Hinterschinken)		118	3,1	366
Veggie DeliteTM		52	1,0	300

Subway	Bezeichnung	kcal pro Portion	Fett pro Portion (g)	Portionsgröße (g)
Mini-Subs				
Beef (Rindfleischzubereitung)		203	2,8	147
Ham (Hinterschinken)		187	3,0	137
Tuna (Thunfischcreme mit Lite-Mayonnaise)		268	10,6	156
Turkey (Truthahnbrust)		192	2,8	147
Cookies				
Chocolate Chips		45	10,3	214
Chocolate Rainbow		45	9,7	218
Double Chocolate		45	9,5	212
Oatmeal and Raisins		45	8,2	206
White Chocolate Macadamia Nut		45	10,8	222

Burger King	Bezeichnung	kcal pro Portion	Fett pro Portion (g)	Portionsgröße (g)
Cheeseburger		322	16,0	1 Stück, 127 g
Chicken Wrap		296	9,0	1 Stück, 195 g
Chili Cheese Nuggets		52	3,3	1 Stück, 20 g
Country Potatoes		289	12,0	1 Portion, 145 g
Delight Salad		41	1,0	1 Portion, 203 g
Grilled Chicken Delight Salad		136	4,0	1 Portion, 275 g
Hamburger		280	12,0	1 Stück, 115 g
Hohes C		43	1,0	1 Portion, 100 ml
Hot Muffins		243	13,0	1 Portion, 54 g
KING Freezie		58	1,0	1 Becher, 100 ml
KING Nuggets		43	2,8	1 Stück, 15 g
KING Pommes, klein		196	9,0	1 Portion, 74 g
KING Pommes, mittel		306	15,0	1 Portion, 116 g

Burger King	Bezeichnung	kcal pro Portion	Fett pro Portion (g)	Portionsgröße (g)
KING Shake		142	5,0	1 Becher, 100 ml
KING Sundae		188	7,0	1 Becher, 130 g
Mozzarella-Tomaten-Salat		276	16,0	1 Portion, 333 g
Muffin		243	13,0	1 Stück, 54 g
Onion Rings		229	14,0	1 Portion, 78 g
Salatschale		22	0	1 Portion, 69 g
Softdrinks		42	0	1 Becher, 100 ml
X-Cream Sundae		188	7,0	1 Portion, 130 g

Ditsch	Bezeichnung	kcal pro Portion	Fett pro Portion (g)	Portionsgröße (g)
Laugenbrezel		278	4,2	72 g
Laugencroissant		389	22,6	51 g
Laugenbrötchen		266	3,7	72 g
Laugenstange		274	4,1	72 g
Schinken-Käse-Croissant		350	20,7	85 g
Rahmkuchen Elsässer Art		243	9,2	125 g
Schlemmerzunge		289	10,3	128 g
Tomatenstange		233	6,6	143 g
Schinkenstange		279	9,2	153 g
Zwiebelstange		247	7,5	153 g
Pizza Classico		246	10,8	185 g

Nordsee	Bezeichnung	kcal pro Portion	Fett pro Portion (g)	Portionsgröße (g)
Backfisch-Baguette		444	18,0	160 g
Bismarck-Baguette		283	10,0	160 g
Bratherings-Baguette		313	11,0	160 g
Bremer		342	6,0	130 g
Fisch und Chips mit 3 Stück Backfisch		459	16,0	230 g
Garnelen-Baguette		281	10,0	150 g
Hähnchen-Baguette		345	12,0	160 g
Kartoffel-Box		295	9,0	140 g
Matjes-Baguette		275	9,0	180 g
Mozzarella-Ciabatta		330	10,0	175 g
Nordseekrabben-Baguette		314	15,0	110 g
Seelachs-Ei-Baguette		298	12,0	130 g
Tolle Tüte mit Pommes, Ketchup, 2 Fischstäbchen		382	14,0	180 g
Salat mit Garnelen		176	9,0	300 g
Salat mit Thunfisch		176	9,0	180 g
Baguette		148	0	50 g
Cocktail-Dressing		107	9,0	50 ml
Joghurt-Dressing		152	14,0	50 ml
Kräuter-Dressing		57	3,0	50 ml

Kamps	Bezeichnung	kcal pro Portion	Fett pro Portion (g)	Portionsgröße (g)
Schnittbrötchen		138	0,8	1 Stück, ca. 55 g
Seele mit Käse		376	16,0	½ Stück, ca. 130 g
Seele mit Speck		660	16,5	1 Stück, ca. 280 g
Seele mit Oliven		338	9,8	½ Stück, ca. 138 g
Rübchen		205	4,9	1 Stück, ca. 85 g
Fanblock		407	7,4	1 Stück, ca. 145 g
Roggenbrötchen		220	1,0	1 Stück, ca. 100 g
Sonnenblumenbrötchen		257	9,9	1 Stück, ca. 80 g
Mehrkornbrötchen		222	5,0	1 Stück, ca. 80 g
Kürbiskernbrötchen		243	9,7	1 Stück, ca. 75 g
Joggerbrötchen		256	8,3	1 Stück, ca. 78 g
Aktivbrötchen		293	8,9	1 Stück, ca. 95 g
Laugenbrötchen		254	2,8	1 Stück, ca. 100 g

Kamps	Bezeichnung	kcal pro Portion	Fett pro Portion (g)	Portions-größe (g)
Laugenbrezel		251	4,6	1 Stück, ca. 90 g
Laugenstange		285	4,0	1 Stück, ca. 110 g
Weckchen		230	5,8	1 Stück, ca. 80 g
Weckchen m. Rosinen		277	5,7	1 Stück, ca. 90 g
Butterhörnchen		264	7,9	1 Stück, ca. 85 g
Schokoschulbrötchen		317	11,0	1 Stück, ca. 95 g
Buttercroissant		130	7,4	1 Stück, ca. 70 g
Buttercroissant m. Schokocreme		161	9,4	1 Stück, ca. 85 g
Wuppi Schoko		365	12,6	1 Stück, ca. 100 g
Wuppi Zimt		374	13,6	1 Stück, ca. 100 g
Mohnschnecke		301	13,9	½ Stück, ca. 88 g
Apfeltasche m. Fondant		273	10,4	½ Stück, ca. 105 g
Mandelschleife		171	9,6	½ Stück, ca. 80 g

Kamps	Bezeichnung	kcal pro Portion	Fett pro Portion (g)	Portionsgröße (g)
Mohnschnitte m. Streusel		326	11,6	½ Stück, 103 g
Donut m. Perlen		122	6,8	1 Stück, ca. 65 g
Donut m. kakaohaltiger Fettglasur		124	7,1	1 Stück, ca. 65 g
Berliner		229	4,6	1 Stück, ca. 80 g
Amerikaner		384	7,4	1 Stück, ca. 120 g

Sandwiches und Salate: Gute und schlechte Nachrichten

Sandwiches

Aufstriche, Mayonnaise und Käsefüllungen können Sandwiches zu echten Fettbomben machen, also Augen auf! Bei der Sandwich-Kette Subway z. B. können Sie sowohl perfekte fettarme als auch ziemlich fettreiche Sandwiches ordern. Schauen Sie vorher in die Tabellen oder direkt im Restaurant in die Kundeninformation »Mehr Frische pro Kalorie« und wählen Sie klug die fettarmen Varianten.

Salate

»Salat« ist ein Oberbegriff für viele kalte Gerichte – von Kartoffelsalat mit Mayonnaise über Waldorfsalat bis zu fettloser Kresse. Suchen Sie sich Ihren Salat nach Fett- und Kaloriengehalt aus. Für eine Hauptmahlzeit gibt es mehr Spielraum als für eine Zwischenmahlzeit.

Trinken: Unterwegs, am Tresen, im Büro und anderswo

Es ist erschütternd, wie viele Kalorien sich in Getränken, auch den nichtalkoholischen, verbergen. Wissen Sie, wie viel Fett in Ihrem Latte macchiato oder Cappuccino steckt? Das hängt erheblich vom Fettgehalt der verwendeten Milch ab. Auf Seite 330 finden Sie die Zahlen. Denken Sie unbedingt daran, den jeweiligen Kalorien- und Fettgehalt Ihres Kaffee- oder Schokogetränks in Ihre Tagesbilanz aufzunehmen und diese Getränke als Snack mit maximal drei Gramm Fett einzustufen. Zucker birgt natürlich noch ein paar Kalorien – jeder Teelöffel zählt 20 Kalorien, jedes Stück Würfelzucker etwa 12 Kalorien.

Coffee to go

	Getränk	kcal pro Portion	Fett pro Portion (g)	Portionsgröße (ml)
Cappuccino	Großer Cappuccino mit Vollmilch	108	5,6	354
	Großer Cappuccino mit fettarmer Milch	91	3,4	354
	Großer Cappuccino mit Magermilch	64	0,1	354
	Großer Cappuccino mit Sojamilch	72	2,6	354
Latte	Großer Latte mit Vollmilch	176	9,2	354
	Großer Latte mit fettarmer Milch	148	5,6	354
	Großer Latte mit Magermilch	102	0,2	354
	Großer Latte mit Sojamilch	116	4,3	354
Heiße Schokolade mit Schlagsahne	Große heiße Schokolade mit Vollmilch	319	16,2	354
	Große heiße Schokolade mit fettarmer Milch	294	12,9	354
	Große heiße Schokolade mit Magermilch	258	7,9	354
	Große heiße Schokolade mit Sojamilch	265	11,8	354

Noch ein guter Tipp: Viele Coffee-Shops verwenden normalerweise Vollmilch (3,5 % Fett), bieten ihre Spezialitäten jedoch *auf Nachfrage* statt mit Vollmilch auch mit teilentrahmter Milch (1,5 % Fett) oder mit Magermilch (0,3 % Fett) an. Bei größeren Kaffeemengen lassen sich durch diese Alternativen viel Fett und viele Kalorien sparen.

Alkoholische Getränke: Die besonderen Kalorienbomben

Wenn Sie abends zur Entspannung Ihr Glas Wein oder Bier trinken, vergessen Sie nicht, dass Ihr Körper immer erst den Alkohol und dann das Fett verbrennt. Begrenzen Sie daher Ihren Alkoholkonsum und beschränken Sie sich auf das Glas zum Abendessen.

Mit Ausnahme einiger Alkopops und Sahneliköre enthalten die meisten alkoholischen Getränke zwar kein Fett, aber durchaus Kalorien. Ein Gramm Alkohol liefert mehr Kalorien als ein Gramm Kohlenhydrate oder Eiweiß, beinahe ebenso viel wie Fett.

In der folgenden Tabelle auf Seite 332 finden Sie eine Aufstellung der wichtigsten Getränke, und Sie können passend zur Gelegenheit und zum Kalorienbudget auswählen.

Kalorienangaben für die gängigsten Getränke

Produkt	Menge	kcal für diese Menge
Cola	1 Glas, 200 ml	85
Cola light	1 Glas, 200 ml	1
Eistee	1 Glas, 200 ml	28
Fruchtsaft	1 Glas, 200 ml	95
Fruchtnektar	1 Glas, 200 ml	95
Gemüsesaft	1 Glas, 200 ml	35
Kakaotrunk (Magermilch)	1 Becher, 200 ml	95
Kakaotrunk (Vollmilch)	1 Becher, 200 ml	156
Limonaden	1 Glas, 200 ml	82
Milchshake	240 ml	164
Schokolade (Trinkschokolade)	1 Becher, 200 ml	107
Malzbier	1 Glas, 330 ml	159
Bier	1 Glas, 330 ml	140
Bier (alkoholfrei)	1 Glas, 330 ml	86
Dessertwein	1 Glas, 50 ml	80
Diät-Bier	1 Glas, 330 ml	126
Klarer Schnaps, Korn	1 Glas, 20 ml	35
Light-Bier	1 Glas, 330 ml	106

Produkt	Menge	kcal für diese Menge
Likör	1 Glas, 20 ml	65
Sekt (trocken)	1 Glas, 100 ml	75
Sekt (halbtrocken)	1 Glas, 100 ml	90
Sekt (süß)	1 Glas, 100 ml	110
Wein (trocken)	1 Glas, 200 ml	144
Wein (lieblich)	1 Glas, 200ml	196
Weinschorle	1 Glas, 125 ml	55
Weizenbier	1 Glas, 500 ml	230

Kapitel 6

Einkaufen mit dem Nährwertkompass

Wer erfolgreich abnehmen möchte, kommt nicht umhin, sich mit den Nährwertangaben für Lebensmittel zu befassen. In diesem Kapitel erfahren Sie, was Sie wissen müssen, damit in Ihrem Einkaufswagen nur das landet, was Ihnen und Ihrer Figur guttut.

Da es Tage geben wird, an denen Sie weder Zeit noch Lust zum Kochen haben, stellen wir Ihnen in diesem Kapitel auch diverse Fertiggerichte verschiedener Hersteller vor, die gut zum **alli** Programm passen.

Was die Verpackung verrät

Die meisten Lebensmittel im Handel sind mittlerweile mit Nährwertangaben versehen. Manchmal beziehen sich die Aussagen zu Nährwerten auf 100 Gramm des Lebensmittels, manchmal auf eine angenommene Portion. Eine Nährwertangabe pro 100 g finden Sie auf Seite 335 und sieht zum Beispiel wie folgt aus:

Müsliriegel mit Frucht

Durchschnittliche Nährwerte	pro 100 g
Brennwert (kcal)	393 kcal
Eiweiß	8,0 g
Kohlenhydrate	73,0 g
Fett	8,0 g

Dieser Aufdruck verrät, dass 100 Gramm des Produkts acht Gramm Fett enthalten. Damit wissen Sie aber noch nicht, wie viel Fett in einer Portion steckt oder wie groß eine Portion ist. Lesen Sie dagegen unten stehende Tabelle, erfahren Sie, was Sie wissen sollten.

Müsliriegel mit Frucht

Durschschnittliche Nährwerte	**pro 100 g**	**pro Portion (23 g)**
Brennwert (kcal)	393 kcal	90 kcal
Eiweiß	8,0 g	2,0 g
Kohlenhydrate davon Zucker	73,0 g 34,0 g	17,0 g 8,0 g
Fett davon gesättigte Fettsäuren	8,0 g 4,0 g	2,0 g 0,9 g
Ballaststoffe	2,5 g	0,6 g

Nährwertangaben in dieser Form sind sehr hilfreich, denn eine solche Tabelle klärt schnell und übersichtlich über den Fett- und Kaloriengehalt des Lebensmittels auf. Mit anderen Worten: Sie wissen sofort – ohne zu rechnen –, dass ein Müsliriegel mit Frucht zwei Gramm Fett und 90 kcal enthält. Damit wissen Sie, dass Sie diesen Snack im Rahmen der Empfehlung des **alli** Programms zu sich nehmen dürfen – erlaubt sind Snacks mit maximal drei Gramm Fett und 150 Kalorien täglich. Trotzdem sollten Sie nicht das angestrebte Tageslimit für Fett und Kalorien aus den Augen verlieren.

Über weitere und andere Möglichkeiten, Verbraucher über die Nährwertgehalte von Lebensmitteln aufzuklären, wird eifrig diskutiert, wie z. B. die Idee der Ampelfarben. Etiketten mit den Angaben zu den Energieanteilen von Nährstoffen am empfohlenen Tagesbedarf finden sich zunehmend häufiger auf Verpackungen.

Eine besonders ausführliche Verbraucherinformation, die im Handel immer häufiger anzutreffen ist, zeigt das folgende Beispiel eines Nudeltopfs.

Vorder- und Rückseite der Dose

Auf der Vorderseite (Schauseite) der Verpackung kann der Verbraucher zur schnellen Orientierung die Größe einer Portion (hier 400 g = ½ Dose) und deren Kaloriengehalt (hier 308 kcal) ersehen. Für das **alli** Programm brauchen Sie aber noch eine wichtige Zusatzinformation, die Sie auf der Rückseite finden: den Fettgehalt pro Portion! Dieser liegt hier bei

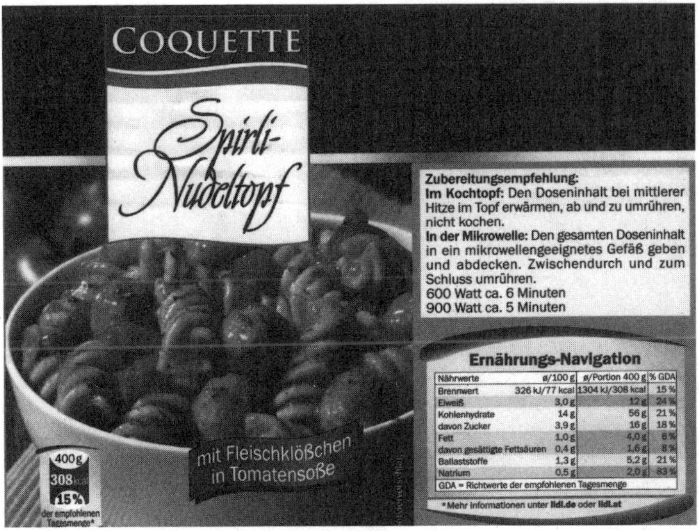
COQUETTE
Spirli-Nudeltopf
mit Fleischklößchen in Tomatensoße
400g
308kcal
15%
der empfohlenen Tagesmenge*
Zubereitungsempfehlung:
Im Kochtopf: Den Doseninhalt bei mittlerer Hitze im Topf erwärmen, ab und zu umrühren, nicht kochen.
In der Mikrowelle: Den gesamten Doseninhalt in ein mikrowellengeeignetes Gefäß geben und abdecken. Zwischendurch und zum Schluss umrühren.
600 Watt ca. 6 Minuten
900 Watt ca. 5 Minuten
Ernährungs-Navigation
Nährwerte ø/100 g ø/Portion 400 g % GDA
Brennwert 326 kJ/77 kcal 1304 kJ/308 kcal 15 %
Eiweiß 3,0 g 12 g 24 %
Kohlenhydrate 14 g 56 g 21 %
davon Zucker 3,9 g 16 g 18 %
Fett 1,0 g 4,0 g 6 %
davon gesättigte Fettsäuren 0,4 g 1,6 g 8 %
Ballaststoffe 1,3 g 5,2 g 21 %
Natrium 0,5 g 2,0 g 83 %
GDA = Richtwerte der empfohlenen Tagesmenge
*Mehr Informationen unter lidl.de oder lidl.at

4 Gramm, und damit ist dieses Gericht für das **alli** Programm geeignet. Aber Achtung, das gilt nur für eine halbe Dose! Wenn Sie den Inhalt der ganzen Dose verspeisen (800 g), nehmen Sie 616 kcal und acht Gramm Fett zu sich. Die Kalorienzahl wäre für eine einzelne Mahlzeit zu hoch, der Fettgehalt würde jedoch noch immer deutlich unter der Maximalmenge von 15 Gramm pro Mahlzeit liegen.

Angaben zur empfohlenen täglichen Energiezufuhr bzw. die Deklaration des Richtwerts für die Tageszufuhr (eines Erwachsenen) sollen dem Verbraucher beim Einkauf helfen, ohne dass er mit Nährwertabellen unterm Arm herumlaufen muss. Die sogenannten GDA-Werte geben an, wie viel Prozent der Tagesempfehlung eines Nährstoffs durch eine

Portion gedeckt wird. Unser Beispiel weist diese Information in der letzten Spalte (% GDA) aus.

Allerdings haben Sie im Rahmen des **alli** Programms andere Grenzwerte für Ihren täglichen Fett- und Kalorienbedarf, so dass die Aussagekraft der GDA-Informationen für Sie zurzeit begrenzt ist. Langfristig gesehen sind solche Angaben eine echte Hilfe bei der Auswahl Ihrer Lebensmittel.

Fettarm oder fettreduziert? Wo ist der Unterschied?

Häufig sorgen Bezeichnungen wie *fettarm, fettreduziert, fettfrei, lite* und *light* beim Verbraucher für Unklarheit.

Aber wenn Sie die untenstehenden Erklärungen gelesen haben, wissen Sie auf jeden Fall Bescheid im Bezeichnungsdschungel.

Was bedeutet fettarm?

Fettarm	Als *fettarm* darf sich ein Lebensmittel nur bezeichnen, wenn es weniger als drei Gramm Fett pro 100 Gramm enthält, also unter drei Prozent Fett.	Solche Lebensmittel enthalten tatsächlich wenig Fett und sind gut für das **alli** Programm geeignet. Wählen Sie daher bevorzugt fettarme Produkte.
Fettreduziert	Als *fettreduziert* darf sich ein Lebensmittel nur bezeichnen, wenn es 30 Prozent weniger Fett enthält als die entsprechende Standardversion.	Falls es sich um ein fettreiches Ausgangsprodukt wie Käse oder Sahne handelt, kann auch die fettreduzierte Variante immer noch recht fetthaltig sein. Achten Sie auf die Angabe *Gramm Fett pro 100 Gramm* und auf den Fettgehalt einer Portion.

Fettfrei	Als *fettfrei* darf sich ein Lebensmittel nur bezeichnen, wenn es nicht mehr als 0,5 Gramm Fett pro 100 Gramm enthält.	Fettfreie Lebensmittel sind gut für das **alli** Programm geeignet. Schauen Sie aber unbedingt auch auf den Kaloriengehalt, da manche fettfreien Produkte nicht gerade kalorienarm sind.
Lite oder light	Diese Angabe kann irreführend sein und ist daher zukünftig nicht mehr erlaubt. In Ordnung wäre es, wenn ein fettreduziertes Produkt »Light« in seinem Namen enthält, um dem Verbraucher bereits im Produktnamen einen Hinweis auf die Fettreduktion zu geben.	Als lite/light deklarierte Produkte sind zwar noch im Handel, ihre Schonfrist läuft aber aus. Prüfen Sie besser die Fettmenge in Gramm sowie die Kalorienmenge auf dem Etikett. Diese Informationen sind verlässlicher.

Fertiggerichte essen

Ab und zu möchte man die Zubereitung einer Mahlzeit anderen überlassen – wir selbst sind zu beschäftigt, zu müde oder auch zu unmotiviert. In diesem Fall kommen Fertiggerichte sehr gelegen. Wenn Sie beim Einkauf den Fett- und Kaloriengehalt nicht aus dem Auge verlieren, passen auch Fertiggerichte zum **alli** Programm.

In den folgenden Tabellen (ab Seite 342) finden Sie einige

der beliebtesten Gerichte bekannter Hersteller. Diese Listen helfen Ihnen, Ihre eigenen Mahlzeitenpläne zu erstellen oder Gerichte aus den hier im Buch vorgeschlagenen Tagesplänen auszutauschen.

Fertiggerichte, nach Herstellern geordnet

Die Tabellen enthalten eine Auswahl von Fertiggerichten namhafter Hersteller jeweils mit Angabe des Kalorien- und Fettgehalts ***pro Portion***. Dabei wurden die Portionen verwendet, die die Hersteller selbst auf ihren Packungen angeben. Manchmal ist eine Portion die ganze Packung (z.B. Erasco Menüschalen), manchmal aber auch nur ein Teil der Packung (z.B. Nudelgerichte à la Miracoli oder Dr. Oetker Tiefkühlpizza). Wenn Sie bei Fertiggerichten statt der vorgeschlagenen Portion (z.B. ½ Pizza) doch die ganze Packung (1 Pizza) essen, müssen Sie die Kalorien- und Fettwerte entsprechend umrechnen. Bei Verzehr der ganzen Pizza z.B. mal zwei rechnen.

Einige wenige Hersteller geben nur Nährwertinformationen pro 100 Gramm auf der Packung an. Da heißt es dann selbst rechnen. Hat die Packung einen Inhalt von 200 Gramm, muss man den deklarierten Fett- und Kaloriengehalt mal zwei, bei einem Inhalt von 250 Gramm mal 2,5 und bei einem Inhalt von 300 Gramm mal drei nehmen.

In den Tabellen finden Sie vor allem solche Fertiggerichte, deren Fettgehalt pro Portion gut zum **alli** Programm passt. Die meisten Gerichte enthalten 15 oder weniger Gramm Fett pro Portion.

Dr. Oetker			
Produkt	**Portion**	**kcal**	**Gramm Fett**
Bistro Baguettes Bolognaise	1 Stück, 125 g	264	9,5
Bistro Baguettes Champignons	1 Stück, 125 g	280	12,5
Bistro Baguettes Diavolo	1 Stück, 125 g	293	13,0
Bistro Baguettes Hawaii	1 Stück, 125 g	266	8,9
Bistro Baguettes Jambon-Fromage	1 Stück, 125 g	324	15,4
Bistro Baguettes Salami	1 Stück, 125 g	293	13,0
Bistro Baguettes Thon	1 Stück, 125 g	308	13,9
Bistro Baguettes Tomate-Fromage	1 Stück, 125 g	289	13,1
Classica Hawaii	½ Stück, 178 g	382	15,3
Classica Pollo	½ Stück, 178 g	378	16,3
Classica Pomodori	½ Stück, 173 g	366	15,9
Classica Prosciutto	½ Stück, 165 g	376	16,7
Classica Vegetale	½ Stück, 193 g	381	17,5
Die Ofenfrische Bacon-Barbecue	½ Stück, 193 g	381	10,2
Die Ofenfrische Diavolo	½ Stück, 195 g	396	12,9
Die Ofenfrische Schinken-Ananas	½ Stück, 190 g	390	12,2
Die Ofenfrische Schinken-Champignon	½ Stück, 190 g	352	8,6
Die Ofenfrische Thunfisch	½ Stück, 210 g	399	11,6
Gourmet Baguette Bourgogne	1 Stück, 125 g	298	13,5
Gourmet Baguette Bretagne	1 Stück, 125 g	284	12,1

Dr. Oetker			
Produkt	**Portion**	**kcal**	**Gramm Fett**
Intermezzo Schinken auf Sauerrahm	1 Stück, 110 g	289	15,1
Intermezzo Speciale auf Käse-Rahm	1 Stück, 108 g	293	15,2
Mozzarella Biologica	½ Stück, 168 g	432	22,1
Mozzarella Leggera – 50% Fett	½ Stück, 175 g	317	10,2
Piccola Hawaii	1 Stück, 155 g	319	12,4
Piccolissima Hawaii	1 Stück, 32 g	67	2,5
Piccolissima Mozzarella	1 Stück, 29 g	70	3,4
Piccolissima Pepperoni Salame	1 Stück, 28 g	75	3,9
Piccolissima Salame	1 Stück, 27 g	77	4,1
Speciale Leggera – 50% Fett	½ Stück, 165 g	312	9,4
Vegetale Piccante	½ Stück, 175 g	355	14,7

Du Darfst			
Produkt	**Portion**	**kcal**	**Gramm Fett**
Alaska Seelachsfilet	1 Gericht, 350 g	203	3,5
Königsberger Klopse	1 Gericht, 350 g	364	14,0
Wirsingroulade	1 Gericht, 350 g	238	10,5
Pute in Salbeisauce	1 Gericht, 350 g	369	10,5
Ente klassisch	1 Gericht, 400 g	278	7,0
Huhn Toscana	1 Gericht, 350 g	302	3,5
Curryhuhn	1 Gericht, 400 g	336	8,0
Hühnerfrikassee	1 Gericht, 350 g	318	7,0
Kasseler Schulterbraten	1 Gericht, 400 g	231	7,0
Rindergulasch	1 Gericht, 400 g	355	6,0
Rinderroulade	1 Gericht, 400 g	307	10,0
Schweinegeschnetzeltes	1 Gericht, 400 g	308	10,0
Zwiebelhackbraten	1 Gericht, 350 g	331	11,0

Erasco			
Produkt	**Portion**	**kcal**	**Gramm Fett**
1 Portion Chili con Carne	Dose, 400 g	312	8,0
1 Portion Erbsen-Eintopf	Dose, 400 g	337	10,8
1 Portion Gemüse-Eintopf	Dose, 400 g	136	3,2
1 Portion Graupentopf	Dose, 400 g	140	1,2
1 Portion Gulasch-Topf Ungarische Art	Dose, 400 g	345	16,8
1 Portion Hühner-Nudeltopf	Dose, 400 g	213	10,0
1 Portion Hühner-Reistopf	Dose, 400 g	224	8,4
1 Portion Kartoffel-Topf	Dose, 400 g	289	15,2
1 Portion Linsen-Eintopf mit Würstchen	Dose, 400 g	331	12,4
1 Portion Rindfleisch-Nudeltopf	Dose, 400 g	174	5,6
1 Portion Serbischer Bohnen-Eintopf	Dose, 400 g	242	6,8
1 Portion Spaghetti in Tomaten-Sauce	Dose, 400 g	206	2,8
1 Portion Zwiebel-Sahne-Hähnchen-Topf	Dose, 400 g	300	11,6
BIO Hühner-Nudeltopf	½ Dose, 400 g	175	7,2
BIO Linsen-Eintopf	½ Dose, 400 g	306	8,8
BIO Sommergemüse-Topf	½ Dose, 400 g	130	3,6
BIO Gemüse-Nudeltopf	½ Dose, 400 g	135	3,6
Bohnen-Eintopf	½ Dose, 400 g	232	11,2
Erbsen-Eintopf	½ Dose, 400 g	305	7,6
Feuertopf	½ Dose, 400 g	246	8,0

Erasco			
Produkt	**Portion**	**kcal**	**Gramm Fett**
Gebackene Bohnen in Tomaten-Sauce	½ Dose, 200 g	130	1,8
Gemüse und Sauce Buntes Sommergemüse	1 Dose, 400 g	200	9,2
Gemüse und Sauce Erbsen & Möhren in Sauce	1 Dose, 400 g	316	11,6
Gemüse und Sauce Mais-Erbsen-Möhren-Mix	1 Dose, 400 g	236	8,4
Gemüse und Sauce Mexikanisches Gemüse	1 Dose, 400 g	232	1,6
Gemüsegarten 7-Gemüse-Nudeltopf	½ Dose, 400 g	117	3,2
Gemüsegarten Französischer Erbsen-Kartoffeltopf	½ Dose, 400 g	327	1,6
Gemüsegarten Frühlingstopf	½ Dose, 400 g	152	1,6
Gemüsegarten Minestrone	½ Dose, 400 g	118	2,4
Gemüsegarten Möhren-Kartoffeltopf	½ Dose, 400 g	130	3,6
Gemüsegarten Schmetterlings-Nudeltopf	½ Dose, 400 g	149	3,2
Gemüsegarten Weißkohl-Kartoffeltopf	½ Dose, 400 g	113	2,8
Kartoffel-Eintopf	½ Dose, 400 g	276	15,2
Hühner-Suppentopf	½ Dose, 400 g	180	8,8
Linsen-Eintopf	½ Dose, 400 g	258	6,4
Kartoffeltopf mit Waldpilzen	½ Dose, 400 g	230	9,6
Menüschale Hähnchenstreifen	1 Portion, 460 g	380	6,4
Menüschale Hühnerfrikassee	1 Portion, 480 g	478	14,9
Menüschale Kohlroulade	1 Portion, 480 g	244	9,6

Erasco			
Produkt	**Portion**	**kcal**	**Gramm Fett**
Menüschale Paprikagulasch	1 Portion, 450 g	342	13,1
Menüschale Pute in Steinpilz-Sahne-Sauce	1 Portion, 450 g	338	8,6
Menüschale Rindergulasch	1 Portion, 480 g	476	15,4
Menüschale Rinderroulade	1 Portion, 460 g	419	12,9
Menüschale Schweinebraten	1 Portion, 480 g	352	12,0
Menüschale Spaghetti Bolognese	1 Portion, 360 g	403	14,0
Markklößchen-Topf	½ Dose, 400 g	200	11,2
Hühner-Reistopf	½ Dose, 400 g	256	9,2
Hühner-Nudeltopf	½ Dose, 400 g	197	8,4
Reistopf mit Fleischklößen	½ Dose, 400 g	279	13,6
Graupentopf	½ Dose, 400 g	148	1,2
Rindfleisch-Nudeltopf	½ Dose, 400 g	179	6,4
Grüne-Bohnen-Topf	½ Dose, 400 g	168	6,4
Westfälischer Linsen-Eintopf	½ Dose, 400 g	285	6,8
Erbsen-Eintopf Hubertus	½ Dose, 400 g	358	14,0
Frischgemüse-Topf	½ Dose, 400 g	213	11,6
Linsen-Eintopf mit Würstchen	½ Dose, 400 g	315	12,4
Erbsen-Eintopf mit Würstchen	½ Dose, 400 g	346	14,4
Pichelsteiner Topf	½ Dose, 400 g	116	2,0
Spätzletopf mit Linsen	½ Dose, 400 g	285	8,4
Serbische Bohnensuppe	½ Dose, 400 g	265	8,8
Kartoffeltopf mit Würstchen	½ Dose, 400 g	283	14,4
Ungarische Gulaschsuppe	½ Dose, 400 g	218	12,0

Erasco			
Produkt	**Portion**	**kcal**	**Gramm Fett**
Lauchcreme-Topf	½ Dose, 400 g	236	14,0
Gemüse-Putentopf	½ Dose, 400 g	96	2,0
Chili con Carne	½ Dose, 400 g	508	10,0
Reis-Hackbällchentopf	½ Dose, 400 g	236	10,0
Rindfleisch-Suppentopf	½ Dose, 400 g	146	5,6
Spaghetti Bolognese	½ Dose, 400 g	320	14,4
Spaghetti in Tomaten-Sauce extra tomatig	½ Dose, 400 g	224	3,2
Spirli-Nudeln	½ Dose, 400 g	268	7,6
Weite Welt Chili-Reistopf »Kentucky«	½ Dose, 400 g	200	4,8
Weite Welt Chinesischer Gemüsetopf	½ Dose, 400 g	128	4,4
Weite Welt Curry-Reistopf »India«	½ Dose, 400 g	226	5,2
Weite Welt Mailänder Tomaten-Reistopf	½ Dose, 400 g	233	8,8
Weite Welt Mexikanischer Bohnen-Maistopf	½ Dose, 400 g	260	7,2
Weite Welt Tomaten-Nudeltopf »Pasta fagioli«	½ Dose, 400 g	187	4,4
Zwiebel-Sahne-Hähnchen-Topf	½ Dose, 400 g	350	12,4
Schweinefleisch-Kartoffel-Topf	½ Dose, 400 g	230	8,0
Asiatische Gemüse-Pfanne	½ Tüte, 275 g	149	6,3
Bami Goreng	½ Tüte, 250 g	255	7,3
Buntbarsch-Filet Curry-Kokos	1 Gericht, 350 g	111	5,4
Butter-Gemüse-Pfanne	½ Tüte, 275 g	256	15,2
Cannelloni Ricotta-Blattspinat	½ Gericht, 188 g	271	15,0

Erasco			
Produkt	**Portion**	**kcal**	**Gramm Fett**
Fettuccine Hähnchen-Filet	½ Tüte, 250 g	293	11,8
Fischer-Pfanne Portofino	½ Tüte, 250 g	245	7,5
Fisch-Frikadellen Büsumer Art	1 Stück, 75 g	122	4,7
Frühlingsgemüse & Bechamel-Sauce	½ Tüte, 250 g	140	9,0
Gemüse-Couscous	½ Tüte, 250 g	285	12,3
Gemüse-Curry	½ Tüte, 250 g	208	5,3
Gulasch-Pfanne	½ Tüte, 250 g	235	5,0
Hähnchen-Curry	½ Tüte, 250 g	245	5,5
Hähnchen-Geschnetzeltes	½ Tüte, 250 g	273	8,8
Hähnchen-Filet Asia-Teriyaki	1 Gericht, 350 g	308	6,7
Hähnchen-Filet Curry-Ananas	1 Gericht, 350 g	353	12,6
India Tandoori	½ Tüte, 250 g	275	9,0
Italienische Gemüse-Pfanne	½ Tüte, 275 g	143	8,3
Kartoffel-Ratatouille	½ Tüte, 250 g	160	7,5
Kebap-Pfanne	½ Tüte, 250 g	260	9,0
Knusper-Filet	1 Stück, 100 g	192	8,4
Landhaus-Pfanne	½ Tüte, 250 g	265	12,0
Lasagne Bolognese	½ Gericht, 188 g	290	13,5
Lasagne Grill-Gemüse	½ Gericht, 188 g	216	11,0
Linguine Alaska-Seelachs	½ Tüte, 250 g	218	4,0
Nasi Goreng	½ Tüte, 250 g	260	5,3
Paella	½ Tüte, 250 g	278	9,3
Pasta Pesto Rosso	½ Tüte, 250 g	203	10,0

Erasco			
Produkt	**Portion**	**kcal**	**Gramm Fett**
Pilz-Risotto	½ Tüte, 250 g	230	8,0
Piraten-Beute	1 Stück, 30 g	61	2,9
Piraten-Stix	1 Stück, 25 g	45	2,2
Spätzle-Pfanne	½ Tüte, 250 g	295	9,5
Steakhouse-Pfanne	½ Tüte, 250 g	278	13,0
Tagliatelle Wildlachs	½ Tüte, 250 g	280	12,0
Thai-Green-Curry	½ Tüte, 250 g	313	14,3
Wildlachs-Filet Blattspinat	1 Gericht, 350 g	396	22,8
Wildlachs-Filet Tomate-Crème-Fraîche	1 Gericht, 350 g	308	12,0
Wok Mango-Curry	½ Tüte, 250 g	205	2,0
Wok Red-Curry-Kokos	½ Tüte, 250 g	215	7,0
Wok scharf-sauer	½ Tüte, 250 g	200	4,3

Knorr			
Produkt	**Portion**	**kcal**	**Gramm Fett**
activ Broccolicreme-Suppe mit Knusper-Croûtons	1 Beutel, 150 ml	93	6,0
activ Bunte Spiralnudeln in Kräuter-Sauce	1 Portion, 270 g	291	7,0
activ Champignoncreme-Suppe	1 Beutel, 150 ml	68	2,0
activ Chinesische Gemüsesuppe	1 Beutel, 150 ml	65	1,0
activ Chinesische Nudel-Suppe	1 Becher, 200 ml	110	2,0
activ Farfalle mit Frühlingsgemüse in Kräuter-Sauce	1 Portion, 329 g	355	9,9
activ Gartengemüsesuppe mit Nudeln	1 Teller, 300 ml	66	1,0
activ Gemüsecreme-Suppe mit Knusper-Croûtons	1 Beutel, 150 ml	93	4,0
activ Grüne Nudel-Suppe mit Käse	1 Becher, 200 ml	150	5,0
activ Hühner-Nudel-Suppe	1 Becher, 200 ml	94	1,0
activ Hühnersuppe mit Nudeln	1 Beutel, 150 ml	35	1,0
activ Kartoffelcreme-Suppe mit Knusper-Croûtons	1 Beutel, 150 ml	88	3,0
activ Lauchcreme-Suppe mit Knusper-Croûtons	1 Beutel, 150 ml	80	3,0
activ Nudeln mit Blattspinat in Frischkäse-Sauce	1 Portion, 334 g	334	11,0
activ Nudeln mit Champignons in Frischkäse-Sauce	1 Portion, 328 g	338	3,3
activ Penne in Rucola-Käse-Sauce mit Mozzarella	1 Portion, 330 g	416	13,2
activ Penne mit Broccoli und Frühlingskräutern	1 Portion, 275 g	291	10,0
activ Spargelcreme-Suppe	1 Beutel, 150 ml	63	2,0

Knorr			
Produkt	**Portion**	**kcal**	**Gramm Fett**
activ Spiralnudeln mit Crème fraîche und Tomatenstückchen	1 Portion, 265 g	345	12,0
activ Thai-Nudel-Suppe	1 Becher, 200 ml	110	2,0
activ Tomaten-Mozzarella-Suppe mit Nudeln und Basilikum	1 Becher, 200 ml	99	1,0
activ Tomatencreme-Suppe mit Nudeln	1 Becher, 200 ml	126	1,0
activ Tomatencreme-Suppe mit Knusper-Croûtons	1 Beutel, 150 ml	95	3,0
Asia Gebratene Nudeln	1 Portion	130	3,5
Bio-Suppe	1 Teller, 250 ml	75	1,0
Gemüse satt	1 Teller, 250 ml	94	1,8
Gemüse satt, Instant	1 Beutel, 150 ml	60	1,5
Gemüse satt, Gemüsesuppe	1 Becher, 180 ml	86	2,0
Gemüse satt, Kartoffel-Lauch-Suppe	1 Becher, 180 ml	72	1,0
Gemüse satt, Sonnentomaten-Suppe	1 Becher, 180 ml	65	1,0
Gulasch-Suppe mit zartem Rindfleisch und roter Paprika	1 Teller, 285 ml	228	14,3
Hüttenschmaus, div. Sorten	1 Portion, 100 g	120	3,0
Nudeln in Gulasch-Sauce	1 Becher, 240 g	213	2,0
Snack Bar Becher Indian-Curry-Nudeln	1 Becher, 240 g	188	1,0
Snack Bar Becher Kartoffelpüree mit Röstzwiebeln & Croûtons	1 Becher, 240 g	218	10,0
Snack Bar Becher Nudeln Arrabbiata	1 Becher, 240 g	224	1,0
Snack Bar Becher Nudeln in Broccoli-Käse-Sauce	1 Becher, 240 g	285	10,0

Knorr			
Produkt	**Portion**	**kcal**	**Gramm Fett**
Snack Bar Nudeln in cremiger Chili-Sauce	1 Becher, 240 g	276	7,0
Snack Bar Nudeln in Käse-Kräuter-Sauce	1 Becher, 240 g	259	5,0
Snack Bar Nudeln in Pilz-Rahm-Sauce	1 Becher, 240 g	288	9,0
Snack Bar Nudeln in Rahm-Sauce mit Schnittlauch	1 Becher, 240 g	304	11,0
Snack Bar Spaghetti Bolognese	1 Becher, 240 g	258	7,0
Snack Bar Spaghetti in Käse-Sahne-Sauce	1 Becher, 240 g	290	10,0
Snack Bar Spaghetti in Tomaten-Sauce	1 Becher, 240 g	232	2,0
Snack Bar Tassensnack	1 Portion, 50 g	44	0,5
Snack Bar Thai-Hot-Chili-Nudeln	1 Becher, 240 g	169	1,0
Spaghetteria Bolognese-Pasta in Fleisch- und Tomaten-Sauce	1 Portion	297	6,5
Spaghetteria Broccoli-Mozzarella-Pasta in Broccoli-Käse-Sauce	1 Portion	312	8,0
Spaghetteria Funghi-Pasta in Pilz-Sauce	1 Portion	294	8,5
Spaghetteria Napoli-Pasta in Tomaten-Sauce	1 Portion	261	2,5
Spaghetteria Panna e Prosciutto	1 Portion	435	16,0
Spaghetteria Panna-Pasta mit Sahne-Sauce und Speck	1 Portion	305	9,0
Spaghetteria Panna-rossa-Pasta in Paprika-Rahm-Sauce	1 Portion	355	13,0
Spaghetteria Parmesana-Pasta in Käse-Sauce	1 Portion	327	10,5
Spaghetteria Pomodoro-Mozzarella-Pasta in Tomaten-Käse-Sauce	1 Portion	300	5,5

Knorr			
Produkt	**Portion**	**kcal**	**Gramm Fett**
Spaghetteria Quattro-Formaggi-Pasta in 4-Käse-Sauce	1 Portion	112	3,0
Spaghetteria Spaghetti Bolognese mit Hackfleisch-Sauce	1 Portion	295	2,5
Spaghetteria Spaghetti Carbonara mit Sahne und Speck	1 Portion	352	11,5
Spaghetteria Spinaci-Pasta mit Spinat und Käse-Sahne-Sauce	1 Portion	367	10,0
Suppenliebe Deftiger Erbsentopf mit Speck	1 Teller, 300 ml	180	3,0
Suppenliebe Deftiger Kartoffeltopf mit Röstzwiebeln und Speck	1 Teller, 300 ml	177	8,0
Suppenliebe Deftiger Linseneintopf mit Speck	1 Teller, 300 ml	197	3,0
Suppenliebe Würziger Nudeltopf mit Klößchen	1 Teller, 300 ml	156	5,0
Tomaten-Suppe mit Fleischklößchen	1 Teller, 285 ml	214	7,1
Tomatencreme-Suppe mit sonnengetrockneten Tomaten & Mascarpone	1 Teller, 285 ml	171	11,4
Waldpilz-Suppe mit Champignons und Pfifferlingen	1 Teller, 285 ml	114	5,7

Maggi			
Produkt	**Portion**	**kcal**	**Gramm Fett**
Meisterklasse 7-Kräuter-Cremesuppe	½ Tüte, 250 ml	95	3,0
Meisterklasse Blumenkohl-Broccoli-Suppe »fettarm«	½ Tüte, 250 ml	74	0,8
Meisterklasse Blumenkohl-Broccoli-Suppe mit Schinken	½ Tüte, 250 ml	155	10,0
Meisterklasse Broccoli-Cremesuppe	½ Tüte, 250 ml	94	3,6
Meisterklasse Champignon-Cremesuppe	½ Tüte, 250 ml	133	8,1
Meisterklasse Cremesuppe Spargelduett	½ Tüte, 250 ml	123	8,5
Meisterklasse Deftige Erbsensuppe mit Speck	½ Tüte, 250 ml	143	1,9
Meisterklasse Deftige Linsensuppe mit Speck	½ Tüte, 250 ml	148	2,4
Meisterklasse Festtagssuppe mit Klößchen	½ Tüte, 250 ml	53	1,3
Meisterklasse Flädlesuppe	½ Tüte, 250 ml	46	0,5
Meisterklasse Frühlingssuppe mit Fleischklößchen	½ Tüte, 250 ml	60	0,8
Meisterklasse Grießklößchensuppe	½ Tüte, 250 ml	52	2,0
Meisterklasse Hühnersuppe mit Nudeln	½ Tüte, 250 ml	42	0,8
Meisterklasse Jägersuppe	½ Tüte, 250 ml	106	5,1
Meisterklasse Kartoffel-Cremesuppe mit Schnittlauch	½ Tüte, 250 ml	139	8,2
Meisterklasse Kartoffeleintopf mit Speck und Zwiebeln	½ Tüte, 250 ml	132	4,3
Meisterklasse Kartoffel-Waldpilz-Cremesuppe	½ Tüte, 250 ml	130	6,0

Maggi			
Produkt	**Portion**	**kcal**	**Gramm Fett**
Meisterklasse Lauch-Cremesuppe	½ Tüte, 250 ml	110	7,3
Meisterklasse Pfifferling-Cremesuppe	½ Tüte, 250 ml	124	7,6
Meisterklasse Rindfleischsuppe mit Fleischklößchen	½ Tüte, 250 ml	64	0,7
Meisterklasse Rucola-Cremesuppe mit Parmesan	½ Tüte, 250 ml	83	2,1
Meisterklasse Skandinavische Krabbensuppe	½ Tüte, 250 ml	117	6,6
Meisterklasse Spargel-Cremesuppe	½ Tüte, 250 ml	83	1,7
Meisterklasse Spargel-Cremesuppe »fettarm«	½ Tüte, 250 ml	71	1,7
Meisterklasse Tomaten-Cremesuppe »fettarm«	½ Tüte, 250 ml	79	0,8
Meisterklasse Tomaten-Mozzarella-Suppe	½ Tüte, 250 ml	109	3,3
Meisterklasse Tomatensuppe »Toscana grande«	½ Tüte, 250 ml	112	3,3
Meisterklasse Tomatensuppe mit Reis	½ Tüte, 250 ml	89	0,4
Meisterklasse Waldpilz-Cremesuppe	½ Tüte, 250 ml	140	8,2
Meisterklasse Waldpilz-Cremesuppe »fettarm«	½ Tüte, 250 ml	88	1,8
Meisterklasse Zwiebelsuppe Feinschmecker Art	½ Tüte, 250 ml	49	1,2
5 Minuten Terrine Broccoli-Nudeltopf	1 Becher, 245 g	201	6,2
5 Minuten Terrine Gulaschtopf	1 Becher, 240 g	236	6,9
5 Minuten Terrine Hot Chili	1 Becher, 255 g	246	6,5

Maggi			
Produkt	**Portion**	**kcal**	**Gramm Fett**
5 Minuten Terrine Hühner-Nudel-Topf	1 Becher, 255 g	154	2,5
5 Minuten Terrine Kartoffelbrei Crème fraîche	1 Becher, 200 g	248	14,6
5 Minuten Terrine Kartoffelbrei Jalapeño-Chili	1 Becher, 225 g	172	7,1
5 Minuten Terrine Kartoffelbrei mit Blattspinat	1 Becher, 220 g	206	9,7
5 Minuten Terrine Kartoffelbrei mit Erbsen & Möhren	1 Becher, 220 g	198	8,2
5 Minuten Terrine Kartoffelbrei mit Fleischklößchen	1 Becher, 220 g	209	9,0
5 Minuten Terrine Kartoffelbrei mit Röstzwiebeln und Croûtons	1 Becher, 225 g	259	11,6
5 Minuten Terrine Nudeln in Pfeffer-Rahm-Sauce	1 Becher, 250 g	266	10,6
5 Minuten Terrine Nudeln in Rahm-Sauce	1 Becher, 242 g	275	11,5
5 Minuten Terrine Nudeln in Tomaten-Mozzarella-Sauce	1 Becher, 250 g	221	6,3
5 Minuten Terrine Nudeln in Waldpilz-Rahm-Sauce	1 Becher, 240 g	260	10,5
5 Minuten Terrine Spaghetti Bolognese	1 Becher, 250 g	240	8,1
5 Minuten Terrine Spaghetti in cremiger Schinken-Sauce	1 Becher, 252 g	301	15,4
5 Minuten Terrine Spaghetti in Käse-Sahne-Sauce	1 Becher, 230 g	275	12,2
5 Minuten Terrine Spaghetti in Tomaten-Sauce	1 Becher, 250 g	230	6,0
5 Minuten Terrine Spirelli-Topf	1 Becher, 245 g	239	7,6
EIN TELLER Bauerntopf	1 Dose, 325 g	276	15,0

Maggi			
Produkt	**Portion**	**kcal**	**Gramm Fett**
EIN TELLER Chili Con Carne	1 Dose, 325 g	306	7,8
EIN TELLER Erbsentopf mit Speck	1 Dose, 340 g	313	15,3
EIN TELLER Grüner Bohnentopf mit Rindfleisch	1 Dose, 325 g	107	1,6
EIN TELLER Gulaschtopf mit Kartoffeln	1 Dose, 315 g	252	15,1
EIN TELLER Linsentopf mit Speck	1 Dose, 330 g	251	10,2
EIN TELLER Nudeltopf mit Fleischklößchen	1 Dose, 325 g	163	6,8
EIN TELLER Nudeltopf mit Huhn	1 Dose, 325 g	299	17,9
EIN TELLER Ravioli Bolognese	1 Dose, 340 g	296	11,6
EIN TELLER Reistopf mit Huhn	1 Dose, 325 g	237	13,3
feel good Terrine Kartoffelbrei mit Frühlingsgemüse	1 Becher, 225 g	150	1,7
feel good Terrine Nudeln in Tomaten-Frischkäse-Sauce	1 Becher, 245 g	201	2,0
Heisser Becher Champignon-creme mit Croûtons	1 Portion, 150 ml	112	8,3
Heisser Becher Huhn mit Nudeln	1 Portion, 150 ml	35	0,8
Heisser Becher Spargelcreme mit Croûtons	1 Portion, 150 ml	101	6,4
Heisser Becher Tomatencreme mit Croûtons	1 Portion, 150 ml	73	2,8
La Pasta di Maggi – Gebratene Nudeln Bologneser Art	1 Portion, 158 g	316	7,4

Maggi			
Produkt	**Portion**	**kcal**	**Gramm Fett**
La Pasta di Maggi – Maccaroncini in Schinken-Sahne-Sauce	1 Portion, 260 g	282	5,3
La Pasta di Maggi – Pasta mit Blattspinat in Frischkäse-Sauce »fettarm«	1 Portion, 270 g	255	2,3
La Pasta di Maggi – Penne Tomate-Mozzarella	1 Portion, 275 g	293	3,9
La Pasta di Maggi – Spirelli in Käse-Schinken-Sauce	1 Portion, 260 g	273	5,2
La Pasta di Maggi – Spirelli in Sauce Bolognese	1 Portion, 290 g	279	3,9
La Pasta di Maggi-Maccaroncini in Tomaten-Käse-Sauce	1 Portion, 260 g	249	3,4
MAGGI Gebratene Würze-Nudeln	1 Portion, 190 g	377	7,2
Maggi Lust auf Süden – Pasta Spinaci	½ Tüte, 267 g	277	5,2
Maggi Lust auf Süden Penne Arrabbiata	½ Tüte, 275 g	275	1,9
Maggi Lust auf Süden Penne Funghi	½ Tüte, 275 g	276	3,1
Magic Asia Gebratene Nudeln	½ Tüte, 138 g	274	7,1
Magic Asia Gebratene Nudeln Ente	½ Tüte, 128 g	251	6,9
Magic Asia Gebratene Nudeln Huhn	½ Tüte, 145 g	254	7,1
Magic Asia Gebratene Nudeln Thai-Curry	½ Tüte, 135 g	281	8,9
Magic Asia Gebratener Reis	½ Tüte, 170 g	295	7,4
Magic Asia Instant Nudel Snack Curry	1 Portion, 360 g	308	13,2

Maggi			
Produkt	**Portion**	**kcal**	**Gramm Fett**
Magic Asia Instant Nudel Snack Ente	1 Portion, 360 g	308	13,2
Magic Asia Instant Nudel Snack Huhn	1 Portion, 360 g	308	13,4
Magic Asia Nudeln Süß-Sauer »fettarm«	½ Tüte, 260 g	242	1,8
Magic Asia Terrine Chinese Chicken Hot & Spicy	1 Becher, 345 g	180	1,6
Magic Asia Terrine Grüne-Thai-Suppe mit grünem Thai-Curry	1 Becher, 355 g	185	1,5
Magic Asia Terrine Rote-Thai-Suppe mit rotem Thai-Curry	1 Becher, 350 g	194	2,7
Magic Asia Terrine Vietnamese Duck Hot & Roasty	1 Becher, 360 g	157	2,3
Magic Asia Wan Tan »Singapur«	½ Tüte, 258 g	251	7,1
NaturPur Bio-Frühlingsgemüse-Suppe	½ Tüte, 250 ml	72	0,3
NaturPur Bio-Strauchtomaten-Suppe	½ Tüte, 250 ml	83	1,1
NaturPur Bio-Terrine Gemüsebouillon mit Nudeln	1 Becher, 255 g	118	0,4
NaturPur Bio-Terrine Nudeln in Strauchtomaten-Sauce	1 Becher, 240 g	193	1,6
NaturPur Bio-Zwiebel-Suppe Bio-Garten	½ Tüte, 250 ml	40	0,5
Penne Tomate-Mozzarella	½ Dose, 400 g	276	6,9
Ravioli Diavoli	½ Dose, 400 g	308	4,8
Ravioli Gemüse-Ravioli	½ Dose, 400 g	296	4,0
Ravioli in pikanter Sauce	½ Dose, 400 g	308	11,2
Ravioli in Tomaten-Sauce	½ Dose, 400 g	316	6,4

Maggi			
Produkt	**Portion**	**kcal**	**Gramm Fett**
Raviolini in Tomaten-Sauce mit Gemüse	½ Dose, 400 g	316	6,8
Spaghetti Bolognese	½ Dose, 400 g	292	8,5
WIRTSHAUS Gebratene Nudelpfanne »Bauernart«	1 Portion, 163 g	285	6,5
WIRTSHAUS Nudelpfanne »Försterin«	1 Portion, 255 g	309	5,1
WIRTSHAUS Schinken-Nudeln	1 Portion, 220 g	300	2,1
WIRTSHAUS Schwäbische Käse-Spätzle	1 Portion, 240 g	246	4,7
WIRTSHAUS Spätzle in Champignon-Sauce	1 Portion, 250 g	248	5,0

Miràcoli (Nestlé)			
Produkt	**Portion**	**kcal**	**Gramm Fett**
Cravattini Käse-Kräuter 2–3 Portionen	1 Portion, 250 g	430	15,0
Linguine Tomate-Mozzarella 2–3 Portionen	1 Portion, 300 g	390	8,3
Maccaroni mit Tomaten-Sauce 2–3 Portionen	1 Portion, 310 g	395	8,2
Pasta Sauce Tomate-Basilikum	1 Portion, 130 ml	94	4,1
Pasta Sauce Arrabbiata	1 Portion, 130 ml	92	3,9
Pasta Sauce Bolognese mit Fleisch	1 Portion, 125 ml	122	5,3
Pasta Sauce Carbonara	1 Portion, 70 ml	95	7,8
Pasta Sauce Käse-Kräuter	1 Portion, 70 ml	109	9,9
Pasta Sauce Tomate-Basilikum	1 Portion, 125 ml	90	4,0
Pasta Sauce Tomate-Knoblauch	1 Portion, 125 ml	85	3,4
Pasta Sauce Tomate-Kräuter	1 Portion, 130 ml	92	3,8
Pasta Sauce Tomate-Kräuter	1 Portion, 125 ml	85	3,3
Pasta Sauce Tomate-Ricotta	1 Portion, 125 ml	121	7,2
Spaghetti Bolognese 2–3 Portionen	1 Portion, 320 g	445	12,0
Spaghetti Carbonara 2–3 Portionen	1 Portion, 320 g	477	16,0
Spaghetti mit Tomaten-Sauce 2–3 Portionen	1 Portion, 325 g	415	8,3
Spaghetti Tomate-Basilikum 2–3 Portionen	1 Portion, 325 g	415	8,3
Spaghettini Arrabbiata 2–3 Portionen	1 Portion, 325 g	415	8,4
Spaghettini Pesto alla Genovese 2–3 Portionen	1 Portion, 250 g	450	15,5

Sonnen Bassermann			
Produkt	**Portion**	**kcal**	**Gramm Fett**
Marktplatz Cevapcici	Gericht, 300 g	468	27,0
Marktplatz Curry-Huhn Bombay	Gericht, 310 g	366	10,0
Marktplatz Feines Pilzragout	Gericht, 300 g	219	9,0
Marktplatz Peking-Pfanne	Gericht, 300 g	348	11,0
Marktplatz Puten-Geschnetzeltes	Gericht, 300 g	288	9,0
Marktplatz Spaghetti alla Bolognese	Gericht, 300 g	270	9,0
Broccoli-Cremesuppe	½ Dose, 200 ml	122	9,2
Deftiger Grünkohl	Gericht, 420 g	374	23,0
Herzhafte Gulaschsuppe	½ Dose, 200 ml	130	7,2
Hochzeits-Suppe	½ Dose, 200 ml	70	3,4
Hühner-Suppentopf, 1-Portionen-Eintopf	400 g	220	10,0
Hühnerfrikassee mit Spargel	Gericht, 385 g	381	12,0
Kartoffel-Cremesuppe	½ Dose, 200 ml	128	6,8
Kartoffel-Eintopf, 1-Portionen-Eintopf	400 g	216	8,0
Kasseler – Schulterbraten	Gericht, 480 g	346	11,0
Lauch-Cremesuppe	½ Dose, 200 ml	108	7,0
Linsen-Topf, 1-Portionen-Eintopf	400 g	344	11,0
Maultaschen mit Fleisch-Gemüse-Füllung	½ Dose, 400 g	176	7,0
Nasi Goreng mit Schweinefleisch	Dose, 400 g	360	11,0
Ochsenschwanz-Suppe	½ Dose, 200 ml	124	5,6
Pasta Trio	420 g	328	11,0
Penne Bolognese	400 g	360	11,0

Sonnen Bassermann			
Produkt	**Portion**	**kcal**	**Gramm Fett**
Pfifferling-Cremesuppe	½ Dose, 200 ml	126	10,0
Ravioli in Tomaten-Sauce	½ Dose, 400 g	288	8,0
Ravioli mit Fleisch in der Sauce	½ Dose, 400 g	312	8,0
Reis mit Huhn	400 g	360	11,0
Rindfleisch-Suppentopf, 1-Portionen-Eintopf	400 g	184	8,0
Rostbratwürstchen Nürnberger Art	Gericht, 480 g	451	31,0
Sauerbraten	Gericht, 480 g	451	11,0
Schaschlik-Pfanne	Gericht, 480 g	452	14,8
Seehecht-Filet	Gericht, 400 g	292	14,4
Spargel-Cremesuppe	½ Dose, 200 ml	112	9,2
Spirli	400 g	360	11,0
Thai-Suppe	½ Dose, 200 ml	84	4,4
Tomaten-Cremesuppe	½ Dose, 200 ml	86	2,8
Toskanischer Gemüsetopf, 1–Portionen-Eintopf	400 g	160	4,0
Zwiebel-Suppe	½ Dose, 200 ml	92	6,0

Wagner			
Produkt	**Portion**	**kcal**	**Gramm Fett**
Balance Grillgemüse	1 Stück, 340 g	547	11,2
Balance Hähnchen Wokgemüse	1 Stück, 340 g	568	10,2
NaturLust Piccolinis	1 Stück, 30 g	82	3,5
NaturLust Vegetaria	½ Stück, 190 g	374	12,9
Piccolinis Diavolo	1 Stück, 30 g	66	2,9
Piccolinis Drei-Käse	1 Stück, 30 g	79	4,0
Piccolinis Elsässer Art	1 Stück, 30 g	72	3,8
Piccolinis Hawaii	1 Stück, 30 g	57	2,0
Piccolinis Salami	1 Stück, 30 g	71	3,2
Piccolinis Schinken	1 Stück, 30 g	64	2,5
Piccolinis Thunfisch	1 Stück, 30 g	74	2,7
Piccolinis Tomate-Mozzarella	1 Stück, 30 g	60	2,3
Pizzies Hawaii	1 Stück, 150 g	312	12,0
Pizzies Salami	1 Stück, 150 g	348	16,4
Pizzies Speciale	1 Stück, 150 g	321	14,1
Rusticale Peperoncini Piccante	½ Stück, 175 g	408	14,5
Rusticale Pomodori Mozzarella	½ Stück, 185 g	420	15,5
Rusticale Prosciutto Pesto	½ Stück, 185 g	349	12,4
Rusticale Salame Cipolla	½ Stück, 175 g	418	15,5
Rusticale Tre Formaggi	½ Stück, 170 g	393	13,6
Steinofen Bolognese	½ Stück, 180 g	378	15,3
Steinofen Calabrese-Salami	½ Stück, 168 g	393	17,5
Steinofen Capricciosa	½ Stück, 175 g	350	14,5

Wagner			
Produkt	**Portion**	**kcal**	**Gramm Fett**
Steinofen Chicken	½ Stück, 175 g	364	12,3
Steinofen Fantastica	½ Stück, 150 g	342	15,0
Steinofen Paprika Peperoni	½ Stück, 175 g	334	12,4
Steinofen Pizza Champignon	½ Stück, 175 g	376	16,3
Steinofen Pizza Chicken	½ Stück, 175 g	364	12,3
Steinofen Pizza Hawaii	½ Stück, 190 g	405	14,3
Steinofen Pizza Schinken	½ Stück, 175 g	403	16,8
Steinofen Pizza Vegetaria	½ Stück, 185 g	364	15,5
Steinofen Schinken Diavolo	½ Stück, 170 g	347	13,4
Steinofen Thunfisch Diavolo	½ Stück, 175 g	390	16,1
UnsereNatur Piccolinis Drei Käse	1 Stück, 30 g	90	4,6
UnsereNatur Piccolinis Tomate-Mozzarella	1 Stück, 30 g	71	2,5
UnsereNatur Pizza Käse-Spinat	½ Stück, 175 g	336	12,8
UnsereNatur Pizza Margherita	½ Stück, 155 g	347	12,3
UnsereNatur Pizza Vegetaria	½ Stück, 175 g	366	13,0
UnsereNatur Pizzies Käse-Spinat	1 Stück, 150 g	294	10,7
UnsereNatur Pizzies Mozzarella	1 Stück, 150 g	342	13,8

Kapitel 7
Werden Sie körperlich aktiv

Bewegung und Bewegungsmangel

Gewichtskontrolle beruht auf dem Gleichgewicht zwischen Kalorienzufuhr und Kalorienverbrauch. Wenn Sie mehr Kalorien zu sich nehmen, als Ihr Körper benötigt, werden diese zusätzlichen Kalorien automatisch als Fett gespeichert – und Sie nehmen zu. Die beste Gegenmaßnahme – neben einer gesünderen Ernährung – besteht darin, überschüssige Kalorien durch mehr körperliche Aktivität im Alltag gleich wieder zu verbrauchen.

Wenn Sie sportliche Aktivitäten zum festen Bestandteil Ihres Lebens machen, können Sie Ihr Zielgewicht rascher erreichen und Ihr neues Gewicht anschließend auch leichter halten. Der menschliche Organismus braucht Bewegung, vor allem heutzutage, wo ein sitzender Lebensstil überhandnimmt. Viele Menschen in unserer Gesellschaft bewegen sich zu wenig, da das meiste ohne große körperliche Anstrengung erhältlich ist. Diese »Bewegungslosigkeit« kann nachhaltige Auswirkungen auf Ihre Gesundheit haben. Was also können Sie tun? Für viele gehört Sport schon heute fest zum Leben dazu. Sportvereine und Fitness-Studios findet man so gut wie überall, das Angebot ist breit gefächert.

Körperliche Aktivität muss allerdings nicht unbedingt organisiert sein. Bereits ein halbstündiger Spaziergang täglich fördert Ihre Gesundheit.

Im Verlauf dieses Kapitels zeigen wir Ihnen, wie Sie fast überall und jederzeit körperlich aktiv werden können!

Für regelmäßige körperliche Betätigung gibt es einige gute Gründe:

Stärkung des Herz-Kreislauf-Systems

Sind Herz und Lunge gut in Form, fallen Ihnen Alltagstätigkeiten leichter, und Sie können einen aktiven Lebensstil pflegen.

Gewichtskontrolle (Abnehmen)

Wenn Sie Ihre körperliche Aktivität erhöhen, verbrennt der Körper mehr Kalorien. Dies führt zu Gewichtsverlust und hilft Ihnen, Ihr neues Gewicht zu halten.

Krankheiten vorbeugen

Bewegung stimuliert nicht nur Ihr Immunsystem, sondern hilft Krankheiten und Altersbeschwerden vorzubeugen. So können Sie zum Beispiel mit Bewegung bestimmten chronischen Krankheiten wie Herz- und Lungenerkrankungen (Atemwegserkrankungen) und sogar Krebs vorbeugen.

Wohlfühlen

Durch Bewegung werden körpereigene Botenstoffe freigesetzt, die Glücksgefühle und Entspannung auslösen. Zum richtigen Zeitpunkt – besonders nach einem hektischen Tag – kann Bewegung auch Anspannung abbauen. Und nicht zuletzt fühlt man sich durch verbesserte Fitness, Gewichtsabnahme und bessere Körperspannung einfach wohler.

Stressabbau

Stressabbau ist heutzutage sehr wichtig, und gesteigerte körperliche Betätigung trägt auf mehrfache Weise dazu bei. Bewegung ist das Beste, was Sie für sich tun können. Sobald Ihr Körper besser in Form kommt, geht es Ihnen besser, und Sie sind mit sich selbst und Ihrem Leben zufriedener.

Besseres Sozialleben

Sport können Sie in den eigenen vier Wänden durchführen – das muss aber nicht sein. Immer mehr Menschen lassen sich durch das gemeinsame Training mit Partnern, Freunden oder in Gruppen motivieren und unterstützen. Im Sportverein oder Fitness-Studio können Sie neue Freundinnen und Freunde mit ähnlichen Zielen finden.

Bewegung ist ein Überbegriff für zahllose körperliche Aktivitäten – vom Klettern bis zu Kursen im Sportstudio, vom

Tanzen bis zum Kicken mit den Kindern. Für körperliche Bewegung braucht es nicht unbedingt ein Fitness-Studio und auch kein stundenlanges Training. Jeder kann mehr Bewegung in sein Leben integrieren. Um fit und gesund zu bleiben, sollte sich jeder regelmäßig bewegen.

Grundformen des Körpertrainings

Zu einem Abnehmprogramm gehören zwei Arten von körperlicher Aktivität:

- **Ausdauertraining.** Diese Kategorie umfasst alle Bewegungsarten, die den Kreislauf aktivieren, also Radfahren, Gehen, Laufen, Schwimmen und so weiter. Ausdaueraktivitäten kurbeln die Fettverbrennung an und verbessern die Herz-Kreislauf-Funktion.
- **Krafttraining.** Hierunter versteht man Aktivitäten mit Belastung (Gewichten), die den Körper herausfordern, aber den Puls nicht wesentlich erhöhen. Traditionell wird dabei das Körpergewicht gegen die Schwerkraft eingesetzt, zum Beispiel bei Liegestützen, Klimmzügen oder Kniebeugen. All diese Tätigkeiten verbrauchen viel Energie und eignen sich daher ausgezeichnet zum Abnehmen. Und das Schönste ist, dass Sie sie sowohl im Fitness-Studio als auch zu Hause durchführen können.

Training in der Gruppe

Sport in der Gruppe kann sehr motivierend sein – zum einen, weil der Trainer oft selbst ein guter Motivator ist, zum anderen durch nette Menschen in der Gruppe, die möglicherweise ähnliche Ziele verfolgen.

Wer Gewicht abbauen möchte, findet ein vielfältiges Angebot von Aerobic über Radfahren bis hin zum Muskelaufbau mit Gewichten. Zirkeltraining ist ebenfalls gut geeignet, um gezielt Fett ab- und Muskeln aufzubauen.

Mannschaftssportarten

Team- oder Mannschaftssport kann viel Spaß machen. Er hält Sie nicht nur fit, durch den Teamgeist bleiben Sie auch motiviert.

Aktiv im Alltag

Sie können sowohl »richtig« Sport treiben als auch anderen körperlichen Betätigungen nachgehen. Spazierengehen ist die Art von Bewegung, die Sie am leichtesten in Ihren Alltag integrieren können – gehen Sie möglichst zu Fuß zur Arbeit, anstatt das Auto oder den Bus zu nehmen. Nutzen Sie die Mittagspause für ein wenig Bewegung. Nehmen Sie die Treppe anstelle des Aufzugs, gehen Sie zu Fuß zum Einkaufen, und steigen Sie lieber aufs Fahrrad statt ins Auto. Jeder Schritt, jeder Tritt ins Pedal erhöht den

Puls, bringt den Kreislauf in Schwung und verbrennt Kalorien.

Wenn Sie davon überzeugt sind, dass körperliche Aktivität wichtig ist für Ihre Gesundheit und Ihr Wohlbefinden, dann räumen Sie der Bewegung einen festen Platz in Ihrem Leben ein. Das ist ganz unkompliziert, und vermutlich sind Sie längst zumindest ein wenig »körperlich aktiv«, ohne es zu wissen.

Abnehmen mit Sport

Es ist eine einfache Tatsache: Je mehr Kalorien Sie verbrauchen und je weniger Sie zu sich nehmen, desto schneller nehmen Sie ab. Treffen Sie also nicht nur bei der Ernährung die richtige Wahl, bewegen Sie sich auch täglich. Eine der größten Herausforderungen beim Abnehmen besteht darin, dass unser Alltag zu wenig körperliche Betätigung fordert. Doch schon etwas mehr Aktivität kann den Ausschlag geben.

Manchen Menschen fällt es schwer, sich ausreichend zu bewegen, um abzunehmen, und noch schwerer, die Zeit dafür zu finden. Am schwierigsten ist es für viele, die rare Freizeit tatsächlich für sportliche Betätigung zu nutzen und dabei motiviert zu bleiben.

Hier ein paar Tipps dazu:

- Setzen Sie sich klare Ziele. Wer nicht weiß, wohin er will, macht sich oft gar nicht erst auf den Weg.

- Unterteilen Sie Ihr großes Ziel in Etappenziele. Das macht den Weg einfacher – besonders, wenn es um ein solch großes Ziel wie das Abnehmen geht.
- Die Etappenziele müssen keine kleinere Version Ihres Hauptziels sein. Der Weg bleibt interessanter, wenn man Abwechslung hineinbringt. So kann ein Etappenziel beispielsweise lauten, zehn Minuten länger zu laufen oder eine Radstrecke in kürzerer Zeit zu bewältigen.
- Setzen Sie sich erreichbare und realistische Ziele, sonst stellt sich leicht das Gefühl ein, versagt zu haben. Schreiben Sie Ihre Zwischenschritte auf!
- Lassen Sie sich von Ihrer Familie und von Freunden motivieren und unterstützen.
- Probieren Sie ruhig verschiedene Trainingsarten aus, bis Sie etwas finden, was Ihnen wirklich Spaß macht und für Sie die besten Ergebnisse bringt.

Also: Überlegen Sie, was Sie erreichen wollen und woran Sie Ihren Erfolg messen können. Setzen Sie sich Etappenziele, um auf Kurs zu bleiben, und lassen Sie sich ausreichend Zeit, diese zu erreichen.

Gehen Sie vorsichtig mit Sätzen um wie »Heute bin ich müde, ich gehe lieber morgen laufen« oder »Ich fange nächste Woche wieder an«. Tun Sie es *jetzt!* Es ist sehr wichtig, dass Sie körperliche Betätigung alle paar Tage an Nummer eins Ihrer Prioritätenliste setzen; integrieren Sie die Bewegung in Ihren Tagesablauf – Sie können beispielsweise Ihre Sportkleidung zur Arbeit mitnehmen oder direkt nach der Arbeit eine Runde walken oder joggen.

Welche Bewegungsart ist optimal fürs Abnehmen?

Es gibt unzählige Theorien, wie man durch Bewegung abnehmen kann, aber auch ein paar grundlegende Erkenntnisse, die allgemeine Gültigkeit haben: Die körperliche Aktivität sollte eine Herausforderung für den Organismus darstellen. Ideal ist eine Kombination aus Ausdauer- und Krafttraining, weil der Körper auf diese Anforderungen unterschiedlich reagiert.

- Muskel- bzw. Krafttraining ist ein wichtiger Bestandteil jedes Trainingsprogramms, wird jedoch leider oft vernachlässigt. Eine der Hauptwirkungen des Krafttrainings ist der Aufbau von Muskeln. Dadurch wird der Körper nicht nur straffer, es erhöht sich zudem der Grundumsatz des Körpers, das heißt der Kalorienverbrauch in Ruhe. Dies erleichtert die Gewichtsabnahme.
- Ausdauer- bzw. Herz-Kreislauf-Training fördert die Herz-Lungen-Funktion und stärkt den Kreislauf. Ausdauertraining verbrennt Kalorien und hilft, abzunehmen und das neue Gewicht zu halten. Mäßiges und regelmäßiges Training ist am effektivsten.
- Mit einer verbesserten Fitness werden Sie insgesamt körperlich leistungsfähiger. Das begünstigt einen aktiven Le-

bensstil, und Sie können vieles tun, was für Sie vorher nicht möglich war.

Deshalb bietet Ihnen eine Kombination beider Trainingsformen die besten Erfolge. Beide Formen lassen sich in einem Trainingsprogramm zusammenfassen: Mit einem flotten Spaziergang nach der Arbeit, gefolgt von zehn bis fünfzehn Minuten Hanteltraining, unterstützen Sie Ihre Gewichtsabnahme auf optimale Weise.

Je nach Sportart verbraucht man unterschiedlich viele Kalorien. Dies hängt stark von der Intensität der Belastung und der Dauer der Trainingseinheit ab; ein weiterer Faktor ist der individuelle Grundumsatz bzw. Energieverbrauch in Ruhe. Daher sind die Zahlen in der folgenden Tabelle nur Richtwerte dafür, wie viele Kalorien Sie bei welcher körperlichen Aktivität in einer Stunde ungefähr verbrauchen können.

Aktivität	**Ungefährer Kalorienverbrauch pro Stunde**
Aerobic, normal	422
Power-Aerobic	493
Badminton	417
Boxen	422
Buggy mit Kind schieben	176
Inlineskaten	490
Joggen, 9,6 km/h	704

Schnelles Joggen, 12 km/h	880
Nordic Walking	700
Radfahren am Ergometer, mittlere Intensität	563
Radfahren im Freien, mäßiges Tempo	493
Rudern am Ergometer, mittlere Intensität	598
Schwimmen, Brust	708
Seilspringen	704
Spazierengehen, mäßiges Tempo (4,8 km/h)	246
Tanzen	208
Tennis	493
Wandern	337

Wie gehe ich am besten vor?

Sie sollten dafür sorgen, Ihre körperlichen Aktivitäten fest in Ihren Tagesablauf zu integrieren, damit sie zur Gewohnheit werden. Hier ein paar Tipps zum Start:

- Gewöhnen Sie sich an, mit einem Pulsmessgerät zu trainieren. Nur so entwickeln Sie ein Gefühl dafür, ob Sie in dem für Sie richtigen Bereich für Ihren Trainingspuls bleiben.
- Achten Sie auf die richtige Trainingsintensität. Dies tun Sie am einfachsten, indem Sie zunächst Ihren optimalen Trainingspuls ermitteln. Die Formel lautet 220 Schläge pro Minute minus Lebensalter. Anschließend müssen Sie Ihren

für die Fettverbrennung optimalen Puls ermitteln. Die optimale Pulsfrequenz, die Sie bei Ihrem Training erreichen sollten, liegt zwischen 65 bis 80 Prozent des obigen Werts. Ein Beispiel: Für eine 35-jährige Frau heißt das: 220 – 35 = 185 (= maximale Herzfrequenz/Puls pro Minute). Die optimale Herzfrequenz dieser Frau fürs Training liegt also zwischen 120 und 148.

- Um abzunehmen, sollten Sie mindestens dreimal pro Woche Sport treiben. Allerdings wird Ihnen tägliches gemäßigtes Training enorm helfen, Ihr Körpergewicht zu reduzieren und insgesamt aktiver zu sein.
- Jedes Körpertraining sollte 20 bis 60 Minuten dauern, damit Ihre Ausdauer zunimmt und ausreichend Kalorien verbrannt werden.
- Vergessen Sie nicht das Aufwärmen, bevor Sie Ihren optimalen Trainingspuls anstreben. Steigern Sie Ihren Herzschlag stetig über einen Zeitraum von fünf Minuten, um den Körper auf die Belastung bzw. das Training vorzubereiten.
- Beim Krafttraining sind Übungen wie Kniebeugen, Liegestütze oder Ausfallschritte besonders effizient, da sie die großen Muskelgruppen kräftigen.
- Wählen Sie beim Training mit Gewichten eine realistische Belastung. Das Gewicht sollte eine Herausforderung darstellen, aber nicht die korrekte Ausführung der Übung beeinträchtigen.
- Achten Sie darauf, dass Sie alle Übungen mit Gewichten korrekt ausführen. Eine Übung zeigt nur Wirkung, wenn der

Körper an seine Grenzen geführt wird. Zudem bewahrt die korrekte Technik Sie vor Verletzungen.

Ihr Sportprogramm für zu Hause

Es gibt viele Workout-Programme, die Sie auch zu Hause durchführen können.

Auch wenn diese Programme am Anfang vielleicht schwerfallen: Denken Sie daran, wie gut regelmäßige Bewegung Ihnen beim Abnehmen helfen kann! So können Sie Tag für Tag schlanker und gesünder werden – und mit der Zeit wird Ihr Sportprogramm möglicherweise sogar zu einem unverzichtbaren Bestandteil Ihres Alltags.

Einfache Tipps für Ihren Erfolg

- Schreiben Sie Ihre Ziele auf und hängen Sie sie an einen Ort, wo Sie sie täglich sehen.
- Nehmen Sie öfter die Treppen – mit jedem zusätzlichen Weg verbrauchen Sie Kalorien.
- Steigen Sie eine Station früher aus dem Bus aus; wenn Sie fitter geworden sind, vielleicht sogar zwei Stationen früher.
- Gehen Sie Rolltreppen hinauf.
- Wenn Sie den Aufzug benutzen, steigen Sie ein Stockwerk früher aus oder nehmen Sie gleich die Treppe.
- Parken Sie ein Stück entfernt von Ihrem Zielort und gehen Sie den Rest des Weges zu Fuß. Supermarktparkplätze

beispielsweise sind oft sehr weitläufig, so dass man sich gut angewöhnen kann, sein Auto weit entfernt vom Eingang des Ladens abzustellen.

- Putzen tut gut: Beim Staubsaugen, Wischen oder Abstauben kann man wunderbar Fett verbrennen.
- Gehen Sie öfter mal spazieren! Ein flotter Spaziergang pro Tag trägt zum Abbau überschüssiger Kilos bei.
- Gartenarbeit ist eine sehr effektive Methode, weitere Kalorien zu verbrauchen.
- Teilen Sie Ihr langfristiges Ziel in Etappen ein.
- Bitten Sie Ihre Familie und Freunde um Unterstützung bei Ihrem Vorhaben.
- Vor allem: Wählen Sie eine Sportart, die Ihnen nicht nur Bewegung verschafft, sondern auch richtig Spaß macht!

Kapitel 8
Dranbleiben!

In diesem Kapitel möchten wir Ihnen noch einmal Mut machen – während des Abnehmens und darüber hinaus! Wir sagen Ihnen, was Sie tun können, wenn Sie am liebsten aufgeben würden oder wenn Ihre Gewichtsabnahme stagniert. Und wir geben Ihnen Tipps, wie Sie Ihr neues Gewicht langfristig erfolgreich halten können.

Die Macht der Gedanken

Beim Abnehmen kommt es stark auf die mentale Kraft an. Wie sehen Sie sich selbst, Ihre Essgewohnheiten und körperliche Aktivität, aber auch Ihre Erfolgschancen? Die Macht der Gedanken, die persönlichen Bemühungen zu stärken oder zu sabotieren, ist nicht zu unterschätzen. Aufgeben – an welchem Punkt auch immer – untergräbt die Selbstachtung. Deshalb ist es so wichtig, sich möglichst viel Hilfe und Ermutigung von allen Seiten zu hohlen.

Wenn Sie in Versuchung geraten aufzugeben, sollten Sie, bevor Sie das Handtuch werfen, einen Blick auf die folgende Liste werfen. Vielleicht finden sich in ihr Mutmacher oder Sie entdecken Möglichkeiten, Ihr Durchhaltevermögen zu stärken.

- Überlegen Sie noch mal: Warum wollten Sie abnehmen?
- Stellen Sie sich vor, wie wohl Sie sich mit Ihrem Wunschgewicht fühlen werden.
- Wenn Sie eine Gruppe oder Ihren Freundeskreis hinter sich wissen, rufen Sie jemanden an, mailen oder reden Sie über Ihren inneren Kampf mit jemandem.
- Holen Sie die schon zu groß gewordene Jeans oder den zu weit gewordenen Rock hervor. Genießen Sie das Bewusstsein, etwas geleistet zu haben.
- Noch besser ist ein Foto aus üppigeren Tagen. Schauen Sie sich an, was Sie bisher schon erreicht haben. Ist es der bisherige Erfolg nicht wert, verteidigt zu werden?

Machen Sie sich klar, warum Sie das Handtuch werfen wollen, und gehen Sie den Grund gezielt an:

- Hatten Sie einen Ausrutscher? Einen Tag über die Stränge zu schlagen ist kein Problem, denn das können Sie in jedem Fall wieder ausgleichen.
- Sind Sie es einfach leid? Packen Sie sich am eigenen Schopf, überlassen Sie dem inneren Schweinehund nicht kampflos den Sieg.
- Ist Ihre Gewichtsabnahme zum Stillstand gekommen, und sind Sie nun entmutigt? In diesem Fall lesen Sie gleich weiter.
- Sind Sie freundlich genug zu sich? Haben Sie sich bisher ausreichend für Ihre Fortschritte belohnt? Also: dann belohnen Sie sich mit einem Buch, einem Parfum, einer CD/

DVD oder einem Kinobesuch. Oder lassen Sie sich von Ihrem Partner oder der Freundin ein wenig verwöhnen.

- Sie haben gerade Heißhunger auf Pizza oder Bratwurst? Gelüste sind normal. Versuchen Sie dennoch, nicht ausschließlich ans Essen zu denken. Lenken Sie sich ab und überlegen Sie, was Sie Ihrem Körper und Ihrer Selbstachtung antun, wenn Sie jetzt nachgeben.
- Erscheint Ihnen das Ganze einfach unerfüllbar? Vielleicht war Ihr anfängliches Ziel schlicht unrealistisch. Könnten Sie sich ein anderes Ziel vorstellen? Vielleicht eine Zwischenstufe?

Zum Nachdenken: Zwei Frauen wollen abnehmen. Die eine nimmt sich als Ziel 4 kg vor, die andere 6 kg. Beide erreichen 5 kg. Die Frau, die sich 6 kg vorgenommen hatte, ist frustriert, schmeißt alles hin und nimmt wieder zu. Die Frau aber, die sich mit 4 kg ein faireres Ziel gesteckt hatte, ist überglücklich und voller Motivation weiterzumachen.

Das Plateau: Der tote Punkt

Wenn die Kilos bisher purzelten und sich auf einmal nichts mehr tut, dann seien Sie versichert, dass solche Phasen ganz normal sind. Seien Sie nicht frustriert, wenn die Waage einen Stillstand anzeigt, obwohl Sie Ihr Ernährungs- und Bewegungsprogramm genau einhalten – die Gewichtsabnahme wird wieder einsetzen.

Woran liegt dieser Stillstand?

Beim **alli** Programm nehmen Sie weniger Kalorien zu sich, als Sie brauchen. Daher holt sich Ihr Körper die fehlenden Kalorien aus Ihren Fettspeichern. Sie nehmen ab. Körperliche Aktivität verbraucht noch mehr Kalorien. Sollten Sie Ihr Bewegungsprogramm reduziert oder gar eingestellt haben, haben Sie schon eine mögliche Ursache gefunden. Zudem gewöhnt sich der Körper an die neue Situation und stellt den Stoffwechsel auf Überlebensmodus um. Er schlägt Alarm: »Lebensgefahr! Ich verhungere!« Mit anderen Worten, er will seine Fettreserven erhalten, daher drosselt er den Stoffwechsel, und Ihre Gewichtsabnahme stagniert. Damit sich der Erfolg wieder einstellt, müssen Sie ein paar Veränderungen vornehmen, die den Stoffwechsel wieder ankurbeln.

Überprüfen Sie, ob Sie die folgenden Empfehlungen einhalten:

- Befolgen Sie noch immer den **alli** Ernährungsplan und schreiben auf, was Sie essen?
- Bleiben Sie jeden oder zumindest an den meisten Tagen innerhalb des empfohlenen Limits für Kalorien und Fett?
- Wiegen und messen Sie Lebensmittel und Getränke nach wie vor?
- Bewegen Sie sich und treiben Sie Sport wie zu Beginn des Programms?

Die beste Methode zur Überwindung des Plateaus ist eine Erhöhung und Intensivierung Ihrer körperlichen Aktivität. Verändern Sie Ihr Aktivitätsprogramm, um andere Muskeln zu beanspruchen. Das Training sollte gezielt die langen Muskeln in den Oberschenkeln und im Gesäß kräftigen. Je mehr Muskelmasse Sie sich antrainieren, desto mehr Kalorien verbrauchen diese Muskeln. Falls Sie im Fitness-Studio trainieren, bitten Sie einfach Ihren Trainer, neue Übungen für Sie zusammenzustellen.

Natürlich können Sie auch versuchen, Ihre Kalorienzufuhr noch weiter zu senken. Wenn Sie beispielsweise mit 1600 Kalorien begonnen haben, könnten Sie es eine oder zwei Wochen lang mit 1400 Kalorien versuchen. Mitunter reicht es schon, nur 100 Kalorien weniger zu sich zu nehmen.

Wie Sie auf Dauer Ihr Gewicht halten

Sie haben Ihr Wohlfühlgewicht erreicht? Herzlichen Glückwunsch! Das **alli** Programm war erfolgreich, aber um das neue Gewicht auch zu halten, müssen Sie weiter am Ball bleiben. Im Folgenden sagen wir Ihnen, wie.

Zuallererst sollten Sie das neue Gewicht stabilisieren, indem Sie ermitteln, wie viel Energie Ihr Körper benötigt, um dieses Gewicht zu halten. Dazu nehmen Sie sich am besten mehrere Wochen Zeit, in denen Sie sich wöchentlich wiegen. Wenn Sie mit 1400 Kalorien pro Tag abgenommen haben, gestehen Sie sich eine Woche lang 1600 Kalorien täglich zu. Zu Beginn und am Ende dieser Woche sollten Sie sich auf derselben Waage wiegen. Möglicherweise nehmen Sie in diesem Zeitraum weiter ab – dann dürfen Sie sich eine oder zwei Wochen 1800 Kalorien am Tag gönnen. Wenn Ihr Gewicht hingegen bei 1600 Kalorien täglich eine Woche lang unverändert bleibt, sollten Sie eine weitere Woche bei dieser Menge ausharren und sich dann erneut wiegen. Sobald sich das Gewicht über mehrere Wochen hinweg nicht mehr ändert, ist dies ein Zeichen, dass Sie die für sich persönlich ideale Energiezufuhr zum Gewichthalten gefunden haben.

Natürlich geht es nicht nur um die Kalorien. Ihnen ist längst bewusst, dass zu einer gesunden Ernährung auch eine Kontrolle der Fettzufuhr gehört. Und Fett hat von allen Nährstoffen mit Abstand am meisten Kalorien. Achten Sie deshalb weiterhin darauf, nicht zu viel Fett zu sich zu nehmen. Gehen Sie zu Kapitel 2, Seite 28 und frischen Sie das Erlernte über eine gesunde, energiegerechte Ernährung auf.

Wichtig: Bewegen Sie sich weiterhin ausreichend, treiben Sie weiter Sport. Denn körperliche Aktivität ist – zusammen mit der richtigen Lebensmittelauswahl – das A und O, um Ihr Gewicht dauerhaft zu halten. Halten Sie an Ihren veränderten Essgewohnheiten fest. Kochen und essen Sie weiter, wie Sie es in diesem Buch gelernt haben.

Sechs Regeln, wie Sie Ihr neues Gewicht halten:

1. Täglich ausreichend Bewegung und Sport.

2. Beibehaltung der fettreduzierten Kost mit eingeschränkter

Kalorienzufuhr (Energiezufuhr). Hier können Sie weiterhin den Empfehlungen des **alli** Programms folgen.

3. Niemals auf das Frühstück verzichten.
4. Planen Sie Spielräume für Essen und körperliche Aktivität ein. So können Sie problemlos ausgleichen, wenn es mal nicht nach Wunsch geklappt hat.
5. Regelmäßiges Wiegen (am besten einmal pro Woche zur gleichen Tageszeit) und sofortiges Handeln, sobald die Anzeige der Waage auch nur ein wenig in die Höhe geht.

All diese Strategien haben Sie im Rahmen Ihrer Ernährungsumstellung bereits kennengelernt. Daher dürfte es Ihnen nicht schwerfallen, die bisherigen Veränderungen Ihrer Ernährungs- und Bewegungsgewohnheiten auch nach Stabilisierung des neuen Gewichts beizubehalten.

Viel Erfolg!

Anhang

Kalorientabelle und Portionsgrößen

Hier im Anhang finden Sie viele Lebensmittel, die in Deutschland oft gegessen werden, mit ihren Gehalten an Fett und Kalorien übersichtlich in Form von Tabellen aufgelistet. Sie werden Ihnen bei der Zusammenstellung eigener Mahlzeiten und der Zubereitung Ihrer Snacks helfen. Natürlich sind diese Listen nicht vollständig. Aber sie werden Sie in die Lage versetzen, den durchschnittlichen Fett- und Kaloriengehalt fast aller gängigen Produkte abschätzen zu können. Am besten gewöhnen Sie sich an, die Nährwertangaben (zumindest Fett- und Kalorien) auf den Produkten zu lesen. Ein Tipp zur Praxis: Für eigene Einträge zu Ihren persönlichen Favoriten bieten Ihnen die Tabellen in jedem Abschnitt ein paar Freizeilen.

Da der Begriff »Portion« sehr unpräzise ist, wurde für die durchschnittliche Portionsgröße oder das Gewicht im Zweifelsfall ein haushaltsübliches Maß gewählt. Wer regelmäßig alle Zutaten wiegt oder abmisst, entwickelt rasch ein besseres Gefühl für die passende Portion im Rahmen des **alli** Programms. Nach einiger Zeit hat man die Einheiten dann ganz gut im Gefühl und kann sich das Wiegen und Messen oft sparen.

Produkt	Portionsgröße in Gramm/ Milliliter	Verzehr-einheit	kcal	Fett in Gramm
Milch, Milch-produkte				
Buttermilch	200 ml	Glas	75	1,0
Dickmilch 1,5 %	250 g	½ Becher	115	3,8
Dickmilch 3,5 %	250 g	½ Becher	159	8,8
Kondensmilch 4 %	10 g	2 TL	10	0,4
Kondensmilch 7,5 %	10 g	2 TL	13	0,8
Kuhmilch 1,5 % (fettarm)	200 ml	1 Glas	95	3,0
Kuhmilch 3,5 % (vollfett)	200 ml	1 Glas	130	7,0
Milchmisch-getränk 1,5 %	200 ml	1 Glas	120	3,2
Milchmisch-getränk 3,5 %	200 ml	1 Glas	156	7,2
Fruchtjoghurt 0,3 % (entrahmt)	250 g	1 großer Becher	189	0,3
Fruchtjoghurt 1,5 % (fettarm)	250 g	1 großer Becher	207	3,2
Fruchtjoghurt 3,5 % (vollfett)	150 g	1 kleiner Becher	148	4,8
Fruchtjoghurt 3,5 % (vollfett)	250 g	1 großer Becher	247	8,0
Fruchtjoghurt 10 % (mit Sahne)	150 g	1 kleiner Becher	210	13,0

Produkt	**Portionsgröße in Gramm/ Milliliter**	**Verzehr-einheit**	**kcal**	**Fett in Gramm**
Fruchtquark (mager)	150 g	1 Becher	155	1,1
Fruchtquark 10%	150 g	1 Becher	165	3,0
Fruchtquark 20%	150 g	1 Becher	187	6,0
Fruchtquark 40%	150 g	1 Becher	300	16,5
Joghurt 0,3% (entrahmt)	150 g	1 Becher	57	0,2
Joghurt 1,5% (fettarm)	150 g	1 Becher	75	2,0
Joghurt 3,5% (vollfett)	150 g	1 Becher	105	5,0
Joghurt 10% (mit Sahne)	150 g	1 Becher	180	15,0
Kefir 1,5% (fettarm)	500 g	1 Becher	245	7,5
Speisequark (mager)	20 g	1 EL	14	0,1
Speisequark 20%	20 g	1 EL	22	1,0
Speisequark 40%	20 g	1 EL	32	2,3
Saure Sahne 10%	10 g	1 EL	13	1,3
Schmand 25%	10 g	1 EL	23	2,6
Crème fraîche 30%	10 g	1 EL	30	2,6

Produkt	**Portionsgröße in Gramm/ Milliliter**	**Verzehr-einheit**	**kcal**	**Fett in Gramm**
Crème double 42%	10 g	1 TL	40	4,0
Schlagsahne 30%	10 g	2 EL	31	3,2
Käse				
Butterkäse 30–39% (Dreiviertelfettstufe)	30 g	1 Scheibe	74	4,6
Butterkäse 60–85% (Doppelrahmstufe)	30 g	1 Scheibe	115	10,0
Camembert 30–39% (Dreiviertelfettstufe)	30 g		65	4,0
Camembert 60–85% (Doppelrahmstufe)	30 g		130	12,0
Edamer 30–39% (Dreiviertelfettstufe)	30 g	1 Scheibe	80	5,0

Produkt	Portionsgröße in Gramm/ Milliliter	Verzehr-einheit	kcal	Fett in Gramm
Edamer 45–49 % (Vollfettstufe)	30 g	1 Scheibe	105	9,0
Emmentaler 45–49 % (Vollfettstufe)	30 g	1 Scheibe	120	9,0
Feta 45 % (Vollfettstufe)	30 g		70	6,0
Frischkäse 17 % absolut (Rahmstufe)	25 g		42	3,3
Frischkäse 60–85 % (Doppel-rahmstufe)	25 g		83	7,5
Gorgonzola 50 % (Rahmstufe)	30 g		110	9,0
Gouda 30–39 % (Dreiviertelfett-stufe)	30 g	1 Scheibe	75	5,0
Gouda 45–49 % (Vollfettstufe)	30 g	1 Scheibe	110	9,0
Gruyère, Greyerzer 50–59 % (Rahmstufe)	30 g	1 Scheibe	122	9,7
Harzer 0,5 %	50 g		67	0,4
Hüttenkäse 0–9 % (Mager-stufe)	50 g		81	1,4

Produkt	Portionsgröße in Gramm/ Milliliter	Verzehr-einheit	kcal	Fett in Gramm
Mascarpone 80 % (Doppel-rahmstufe)	30 g		138	14,4
Mozzarella 45 % (Vollfettstufe)	30 g		75	6,0
Mozzarella (light)	30 g		84	7,1
Parmesan 30–39 % (Dreiviertel-fettstufe)	30 g	1 Esslöffel	120	9,0
Schafskäse	30 g		71	5,6
Scheibletten	25 g	1 Scheibe	68	4,9
Scheibletten (leicht)	25 g	1 Scheibe	37	1,1
Schmelzkäse 20 % (Halbfettstufe)	25 g		48	2,4
Schmelzkäse 30 % (Drei-viertelfettstufe)	25 g		52	3,2

Produkt	Portionsgröße in Gramm/ Milliliter	Verzehr- einheit	kcal	Fett in Gramm
Fleisch Wurstwaren				
Ente	150 g		342	25,2
Gans	150 g		516	46,8
Grillhähnchen	350 g	½ Stück	574	33,6
Hähnchenbrust (ohne Haut)	150 g		166	1,3
Hähnchenkeule (mit Haut oder Knochen)	150 g		258	16,8
Putenbrust	150 g		156	1,2
Braten, Kalb	150 g		160	4,0
Filet, Kalb	150 g		143	2,2
Haxe, Kalb	150 g		150	2,8
Kalbsrücken, Steak	150 g		161	3,9
Filet, Rind	150 g		182	6,0
Tatar	150 g		112	3,0
Roastbeef	150 g		195	6,7
Roulade, Rind	150 g		182	6,0
Tafelspitz	150 g		160	3,5
Kasseler	150 g		227	11,3
Kotelett (Nacken)	150 g		200	7,8
Kamm	150 g		300	20,7

Produkt	Portionsgröße in Gramm/ Milliliter	Verzehr-einheit	kcal	Fett in Gramm
Schweinshaxe	150 g		279	18,3
Schnitzel	150 g		159	2,9
Speck (durchwachsen)	20 g		124	13,0
Hack (gemischt)	100 g		244	18,3
Aspik	60 g	3 Scheiben	66	2,0
Bierschinken	20 g	1 Scheibe	36	2,4
Rotwurst	20 g	1 Scheibe	63	6,0
Cervelatwurst	20 g	1 Scheibe	74	6,5
Cervelatwurst (fettreduziert)	20 g	1 Scheibe	65	5,0
Corned Beef (deutsch)	40 g	1 Scheibe	56	2,4
Fleischwurst	20 g	1 Scheibe	65	6,0
Fleischwurst (fettreduziert)	20 g	2 Scheiben	35	2,0
Jagdwurst	20 g	1 Scheibe	40	3,3
Kasseler	50 g	2 Scheiben	75	1,7
Lachsschinken	40 g	2 Scheiben	49	1,7
Leberkäse	20 g	1 Scheibe	60	5,3
Leberwurst (fettreduziert)	20 g		54	4,5
Leberwurst (Kalb)	20 g		63	5,5
Mettwurst	20 g		49	4,5

Produkt	**Portionsgröße in Gramm/ Milliliter**	**Verzehr-einheit**	**kcal**	**Fett in Gramm**
Mortadella	20 g	1 Scheibe	70	6,7
Putenbrust	60 g	3 Scheiben	82	3,4
Roastbeef	40 g	2 Scheiben	45	1,4
Salami	20 g	1 Scheibe	77	6,7
Salami (fettreduziert, max. 20 %)	20 g	1 Scheibe	65	4,9
Salami (Geflügel)	20 g	1 Scheibe	35	2,0
Schinken (gekocht)	60 g	3 Scheiben	80	2,0
Schinken, roh (geräuchert)	60 g	3 Scheiben	220	20,0
Sülze	60 g	3 Scheiben	180	14,0
Teewurst (fettreduziert)	20 g		54	4,5
Zwiebel-mettwurst	20 g		53	4,7
Bratwurst (Geflügel)	100 g	1 Stück	131	7,5
Frankfurter Würstchen	50 g	1 Stück	125	9,7
Krakauer (Geflügel)	100 g	1 Stück	210	12,9
Nürnberger Rost-bratwürstchen	20 g	1 Stück	66	5,9

Produkt	Portionsgröße in Gramm/ Milliliter	Verzehr-einheit	kcal	Fett in Gramm
Rostbratwurst (fettreduziert)	50 g	1 Stück	126	10,6
Weißwurst	50 g	1 Stück	130	10,8
Wiener Würstchen	50 g	1 Stück	150	14,3
Wiener Würstchen (fettreduziert)	50 g	1 Stück	126	10,6
Fisch				
Forelle	150 g		155	4,0
Garnele (ausgelöst)	150 g		128	1,5
Kabeljau	150 g		115	1,0
Scampi	150 g		153	2,3
Rotbarsch	150 g		160	5,0
Scholle	150 g		130	3,0
Seelachs	150 g		120	1,0
Seezunge	150 g		125	2,0
Aal	50 g		165	14,0

Produkt	**Portionsgröße in Gramm/ Milliliter**	**Verzehr-einheit**	**kcal**	**Fett in Gramm**
Makrele	50 g		110	8,0
Schillerlocke	50 g		150	12,0
Fette, Speiseöle				
Ei	60 g	1 Stück	80	6,0
Butter	5 g	1 TL	38	4,2
Butter 40 % Fett (halbfett)	5 g	1 TL	20	2,0
Margarine	5 g	1 TL	36	4,0
Margarine (halbfett)	5 g	1 TL	20	2,0
Olivenöl	5 g	1 TL	46	5,0
Rapsöl	5 g	1 TL	46	5,0
Sesamöl	5 g	1 TL	46	5,0
Sonnenblumenöl	5 g	1 TL	44	5,0

Produkt	**Portionsgröße in Gramm/ Milliliter**	**Verzehr-einheit**	**kcal**	**Fett in Gramm**
Getreide-erzeugnisse				
Grieß	20 g	1 EL	65	0,2
Haferflocken	10 g	1 EL	35	1,0
Hirse	20 g	1 EL	70	1,0
Nudeln (gegart = 150 g)	60 g	1 Tasse	212	1,7
Polenta (Maisgrieß)	20 g	1 EL	20	0,9
Reis (gegart = 150 g)	50 g	1 Tasse	174	0,3
Vollkorn-Nudeln (gegart = 150 g)	60 g	1 Tasse	204	2,4
Vollkorn-Reis (gegart = 150 g)	50 g	1 Tasse	175	1,1
Cornflakes	30 g	4 EL	110	0,6
Smacks	30 g	4 EL	110	1,0
Müsli Schoko	40 g	4 EL	167	5,3
Müsli extra, ohne Rosinen	40 g	4 EL	142	3,2
Frühstücksmüsli	40 g	4 EL	138	3,2

Produkt	**Portionsgröße in Gramm/ Milliliter**	**Verzehr-einheit**	**kcal**	**Fett in Gramm**
Brot, Brötchen				
Baguette	50 g	1 Stück	124	0,7
Fladenbrot	50 g	1 Scheibe	118	0,6
Graubrot	50 g	1 Scheibe	105	0,4
Knäckebrot	10 g	1 Scheibe	30	0,2
Nussbrot	50 g	1 Scheibe	123	5,3
Pumpernickel	40 g	1 Scheibe	75	0,3
Roggen-mischbrot	50 g	1 Scheibe	105	0,4
Rosinenbrot	50 g	1 Scheibe	150	2,5
Toastbrot (Weizen)	20 g	1 Scheibe	53	0,7
Vollkornbrot	60 g	1 Scheibe	120	0,6
Weißbrot	40 g	1 Scheibe	405	0,5
Weizenmisch-brot	50 g	1 Scheibe	117	0,4
Zwieback	10 g	1 Stück	37	0,4
Croissant aus Blätterteig	60 g	1 Stück	247	16,0
Laugengebäck	50 g	1 Stück	125	1,0
Mehrkornbröt-chen	50 g	1 Stück	115	0,5
Milchbrötchen	45 g	1 Stück	120	1,1
Vollkornbrötchen	50 g	1 Stück	117	1,1

Produkt	Portionsgröße in Gramm/ Milliliter	Verzehr-einheit	kcal	Fett in Gramm
Süße Brotaufstriche				
Apfelkraut	10 g	1 TL	25	0,1
Erdnussbutter	10 g	1 TL	58	5,0
Gelee	10 g	1 TL	28	0,1
Honig	10 g	1 TL	33	0
Konfitüre	10 g	1 TL	28	0
Marmelade	10 g	1 TL	28	0
Nuss-Nougat-Creme	10 g	1 TL	53	3,0
Vegetarischer Brotaufstrich	20 g	1 EL	41	2,1
Zuckerrübensirup	10 g	1 TL	28	0
Feinkostsalate				
Fleischsalat	50 g		167	16,7
Geflügelsalat »Hawaii«	50 g		150	14,5
Heringssalat	50 g		123	12,0
Waldorfsalat	50 g		50	3,6
Weißkrautsalat	50 g		30	2,5

Produkt	**Portionsgröße in Gramm/ Milliliter**	**Verzehr-einheit**	**kcal**	**Fett in Gramm**
Obst				
Ananas	125 g		70	0,2
Apfel	125 g	1 Stück	75	1,0
Aprikose	125 g	3 Stück	50	0,1
Avocado	100 g	½ Stück	220	23,5
Banane	125 g	1 Stück	110	0,2
Birne	125 g	1 Stück	75	0,4
Erdbeeren	125 g		40	1,0
Feigen	125 g		88	0,6
Grapefruit	125 g	½ Stück	55	0,2
Heidelbeeren	125 g		45	1,0
Himbeeren	125 g		30	0,4
Kirschen (süß)	125 g		80	0,4
Kiwi	125 g		76	0,8
Mandarine	125 g	2 Stück	63	0,4
Mango	125 g	½ Stück	70	0,1
Melone (Wasser)	125 g		46	0,3
Nektarine	125 g	1 Stück	71	0,1
Oliven, frisch (grün)	20 g	10 Stück	26	2,5
Oliven (schwarz)	20 g	10 Stück	71	7,2
Orange	125 g	1 Stück	60	0,3
Pfirsich	125 g	1 Stück	50	0,1
Pflaumen	125 g		60	0,3

Produkt	**Portionsgröße in Gramm/ Milliliter**	**Verzehr-einheit**	**kcal**	**Fett in Gramm**
Weintrauben	125 g		85	2,4
Zwetschgen	125 g		54	0,1
Getrocknete Früchte				
Äpfel	25 g		65	0,6
Aprikosen	25 g		60	0
Backobst	25 g		70	0,2
Bananen	25 g		80	0,1
Datteln	25 g		80	0,1
Feigen	25 g		63	0,6
Pflaumen	25 g		63	0,3
Rosinen	25 g		70	0,3

Produkt	Portionsgröße in Gramm/ Milliliter	Verzehr-einheit	kcal	Fett in Gramm
Gemüse				
Artischocke	150 g	1 Portion	68	0,2
Aubergine	150 g	1 Portion	36	0,3
Blumenkohl	150 g	1 Portion	33	0,8
Bohnen (grün)	150 g	1 Portion	49	0,4
Brokkoli	150 g	1 Portion	38	0,3
Champignons (frisch)	150 g	6 Stück	23	0,4
Grüner Salat (Durchschnitts-wert)	100 g	1 Portion	14	0,3
Erbsen	100 g	1 Portion	60	0,2
Zuckererbsen	100 g	1 Portion	60	0,2
Fenchel	150 g	1 Stück	35	0,5
Frühlings-zwiebeln	150 g	1 Portion	38	0,5
Gewürzgurken	150 g	3 Stück	38	1,6
Grünkohl	150 g	1 Portion	56	1,5
Gurke	150 g	1 Portion	19	0,3
Kidneybohnen	100 g	1 Portion	308	3,3
Knollensellerie	150 g	¼ Stück	26	0,8
Kohlrabi	150 g	1 Portion	38	0,2
Porree	150 g	1 Portion	38	0,8
Zuckermais	100 g	1 Portion	88	1,0
Mohrrübe	150 g	1 Stück	38	0,3

Produkt	**Portionsgröße in Gramm/ Milliliter**	**Verzehr-einheit**	**kcal**	**Fett in Gramm**
Paprikaschote	150 g	1 Stück	30	0,8
Radieschen	150 g	12 Stück	19	0,2
Rosenkohl	150 g	1 Portion	53	1,0
Rotkohl	150 g	1 Portion	34	0,3
Spinat	150 g	1 Portion	23	0,8
Tomate	150 g	2 Stück	26	0,3
Weißkohl	150 g	1 Portion	38	0,3
Zucchini	150 g	1 Portion	30	0,8
Zuckererbsen	150 g	1 Portion	98	0,3
Zwiebel	150 g	2 Stück	45	0,4
Zwiebeln (geröstet)	10 g	2 EL	10	0,5
Kartoffeln	200 g	3–4 Stück	140	0,2
Verschiedenes				
Kartoffelpuffer	50 g	1 Stück	103	6,0
Kartoffelsalat mit Essig und Öl	250 g	1 Portion	193	6,6

Produkt	Portionsgröße in Gramm/ Milliliter	Verzehr-einheit	kcal	Fett in Gramm
Kartoffelsalat mit Mayonnaise	250 g	1 Portion	253	11,3
Kroketten	120 g	3 Stück	210	12,0
Country Kartoffeln	200 g	1 Portion	226	10,0
Kartoffelpüree (Milchzubereitung)	200 g	1 Portion	118	2,0
Rohe Klöße, gekochte Klöße	90 g	1 Stück	101	0,9
Currywurst	100 g	1 Stück	273	25,1
Frühlingsrolle (tiefgekühlt)	100 g	1 Stück	203	12,5
Heringsfilet in Tomatensoße	100 g	½ Dose	205	15,0
Thunfisch in Öl (abgetropft)	100 g	½ Dose	222	15,7
Thunfisch im eigenen Saft	100 g	½ Dose	174	11,8
Tofu	100 g	1 Portion	144	8,7

Produkt	**Portionsgröße in Gramm/ Milliliter**	**Verzehr-einheit**	**kcal**	**Fett in Gramm**
Dressings, Soßen				
Gemüsebouillon	12 g	2 TL	1	0
Helle Soße	125 g	1 Portion	69	3,0
Rahmbratensoße	125 g	1 Portion	75	3,5
Knoblauchsoße	20 g	1 EL	36	2,7
Joghurt-Salat-crème 25%	10 g	2 TL	11	0,8
French Dressing	20 g	1 EL	34	2,7
Italian Dressing	20 g	1 EL	17	1,0
Salatkrönung für klare Kräuter-Sauce (alle Sorten)	10 g	1 Beutel	26	0,3
Mayonnaise 50% (Salat)	10 g	2 TL	48	5,2
Remoulade 79%	10 g	2 TL	64	7,0
Ketchup	20 g	1 EL	22	0,1
Senf	10 g	1 TL	9	0,4

Produkt	Portionsgröße in Gramm/ Milliliter	Verzehr-einheit	kcal	Fett in Gramm
Kekse und Kuchen				
Butterkeks	15 g	3 Stück	60	3,0
Löffelbiskuit	10 g	2 Stück	40	0,8
Russisch Brot (ABC-Kekse)	10 g	5 Stück	40	0,1
Spritzgebäck	10 g	1 Stück	50	3,0
Vanillekipferl	16 g	2 Stück	80	4,0
Amerikaner	100 g	1 Stück	220	8,0
Apfeltasche	80 g	1 Stück	115	2,7
Berliner	70 g	1 Stück	226	8,9
Butterkuchen	60 g	1 Stück	230	10,0
Donut mit Zucker	68 g	1 Stück	240	11,7
Hefezopf	70 g	1 Stück	211	6,4
Käsekuchen	100 g	1 Stück	250	10,0
Napfkuchen	70 g	1 Stück	257	11,2
Nusskuchen	60 g	1 Stück	273	19,0
Obstkuchen (Hefeteig)	100 g	1 Stück	170	4,0
Obstkuchen (Mürbeteig)	100 g	1 Stück	229	8,9
Streuselkuchen mit Obst	100 g	1 Stück	212	13,3
Waffeln	100 g	1 Stück	290	13,0

Produkt	Portionsgröße in Gramm/ Milliliter	Verzehr-einheit	kcal	Fett in Gramm
Cremetorte	120 g	1 Stück	220	11,0
Schokoladen-Sahne-Torte	120 g	1 Stück	365	24,0
Süßspeisen, Soßen				
Apfelmus (ungezuckert)	125 g	1 Portion	80	0,3
Götterspeise	125 g	1 Becher	102	0,1
Milchreis	200 g	1 Becher	140	3,3
Mousse au Chocolat	100 g	1 Becher	295	22,9
Rote Grütze	125 g	1 Becher	124	0,1
Schokoladen-pudding	150 g	1 Becher	180	6,0
Tiramisu	125 g	1 Becher	364	27,1
Vanillepudding	150 g	1 Becher	198	7,2
Fruchtsoße	60 g	3 EL	120	0,1
Schokoladen-soße	60 g	3 EL	85	0,3
Vanillesoße	60 g	3 EL	54	2,4

Produkt	Portionsgröße in Gramm/ Milliliter	Verzehr-einheit	kcal	Fett in Gramm
Eis, Schokolade, Süßwaren				
Alpenmilch-Schokolade	8 g	2 Stück	35	2,0
Eiscreme	50 g	1 Kugel	100	6,0
Eiscreme Frucht	50 g	1 Kugel	70	0,7
Fruchtgummi	10 g	5 Stück	35	0
Geleebonbon	10 g	5 Stück	35	0
Hanuta	23 g	1 Stück	115	7,0
Konfekt	12 g	1 Stück	63	3,7
Lakritz	10 g	5 Stück	35	0
Mars	51 g	1 Riegel	230	9,0
Müsliriegel, fruchtig-herb	25 g	1 Riegel	96	2,2
Popcorn (süß)	10 g	5 Stück	37	1,0
Schaumzucker-waren	40 g	1 Packung	150	2,0
Schokokuss	10 g	5 Stück	35	0
Snickers	59 g	1 Riegel	300	16,0
Twix	29 g	1 Stück	143	7,0
Vollmilch	75 g	1 Stück	46	0
Wassereis	28 g	1 Stück	126	4,2
Weingummi	8 g	2 Stück	44	2,6

Produkt	Portionsgröße in Gramm/ Milliliter	Verzehr-einheit	kcal	Fett in Gramm
Weiße Schokolade	8 g	2 Stück	41	2,6
Zartbitter	10 g	5 Stück	35	0
Snacks				
Erdnussflips	25 g	1 Handvoll	125	7,5
Kartoffel-Chips	25 g	1 Handvoll	135	10,0
Tortilla-Chips	25 g	1 Handvoll	125	6,0
Käsegebäck	25 g	1 Handvoll	143	9,5
Nüsse (durchschnittlich)	10 g	1 EL	62	5,1
Salzstangen	25 g	1 Handvoll	83	0,1
Studentenfutter	10 g	1 EL	50	2,8

Produkt	Portionsgröße in Gramm/ Milliliter	Verzehr-einheit	kcal	Fett in Gramm
Getränke				
Softdrinks Limonaden	200 ml	1 Glas	85	0
Eistee	200 ml	1 Glas	28	0,1
Fruchtsaft	200 ml	1 Glas	95	0
Fruchtnektar	200 ml	1 Glas	95	0
Gemüsesaft	200 ml	1 Glas	35	0,3

Sandwichliste

Aus den Spalten Brot/Brötchen und Belag dürfen Sie **zwei Lebensmittel** auswählen. Aus der Spalte Basis und Sonstiges ist nur **je ein Lebensmittel** erlaubt.

Kalorien pro Sandwich insgesamt: 400 bis 500; 10 bis 15 g Fett.

Brot/ Brötchen	**Basis**	**Belag**	**Sonstiges, max. 60 kcal**
Brot 1 Scheibe Vollkornbrot (45 g) 1 Scheibe Grahambrot (45 g) 1 Scheibe Roggenvollkornbrot (45 g) 1 Scheibe Pumpernickel (40 g) 1 Scheibe Vollkorntoast (30 g) 4 Scheiben Mehrkorn-Knäckebrot (à 14 g) *Brötchen* Wichtig: Wenn Sie ein Brötchen wählen, ist als zweite Wahl nur eine Scheibe Knäckebrot erlaubt 1 Vollkornbrötchen (60g)	Wichtig: Unter Käse, Makrele und Lachs statt Butter und Margarine nur Halbfett-Butter oder -Margarine verwenden! 1 EL: Butter (10 g) Margarine (10 g) Halbfett-Margarine (40 % Fett; 10 g) Halbfett-Butter (40 % Fett; 10 g) 2 EL: Frischkäse (15 % Fett; 45 g) Magerquark (45 g) Körniger Frischkäse (20 % Fett; 45 g) Tomatenmark (24 g) Senf (24 g) Ajvar (16 g) ***Kombinationen:*** 1 TL Butter o. Margarine + 3 TL Frischkäse o. Magerquark o. Senf o. Tomatenmark 1 TL Butter o. Margarine + 1 TL Frischkäse + 1 TL Magerquark + 1 TL Senf o. Tomatenmark 2 TL Magerquark o. Frischkäse + 1 TL Senf + 1 TL Tomatenmark	*Wurst* (Scheiben (à 30 g): 2 Scheiben gekochter Schinken o. Fettrand 2 Scheiben roher Schinken o. Fettrand 2 Scheiben Kassler Aufschnitt 2 Scheiben Corned Beef 2 Scheiben Bierschinken 3 Scheiben Putenschinken *Fisch:* 85 g Thunfisch ohne Öl, abgetropft (Konserve) 80 g Flunder, geräuchert 60 g Rotbarsch, geräuchert 40 g Makrele, geräuchert 30 g Lachs, geräuchert *Käse* (Scheiben à 30g): 1 Scheibe Käse (max. 30 % Fett i. Tr.) 40 g Weichkäse (max. 30 % Fett i. Tr.) 50 g Mozzarella light 1 Ei (Größe M) *Süßes* 3 TL (40 g) Honig 3 TL (40 g) Konfitüre 2 EL Pflaumenmus	***Eine Handvoll:*** Frisches Gemüse in allen Variationen: z. B. Tomate, Gurke, Radieschen, Möhren, Salatblätter, Kresse, Kräuter Saures Gemüse wie Gewürzgurken, Sauerkraut, Paprika

Register

Rezeptregister

(Abkürzungen:
B = Beilage
BS = Belegte Brote und Sandwiches
DD = Dip, Dressing oder Soße
Fi = Fischgericht
Fl = Fleischgericht
Fr = Frühstück
G = Geflügelgericht
N = Nudelgericht
Sa = Salat
Sn = Snack
Su = Suppe
V = Vegetarisches Gericht)